Michael Helfmann

Alkoholprävention zum Schutz der Kinder

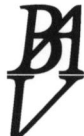

Ich muss in einer Schulklasse nur durchzählen: eins, zwei, drei, vier, fünf... jedes zweite Kind lebt in einer Familie, in der Rausch- und Risikotrinken zum Alltag gehören. Jedes fünfte hat mindestens einen Elternteil, der süchtig ist. Scham und Angst kochen hoch und lassen Situationen immer wieder eskalieren; im schlimmsten Fall in Form von Gewalt.

Das alles unterstützt nicht nur die Sucht des Elternteils, sondern wird sehr wahrscheinlich auch dazu führen, dass die Kinder im Erwachsenenalter selbst psychisch erkranken; der Kreis schließt sich. Wenn Eltern durch Alkoholeinfluss Grenzen überschreiten, findet das hinter verschlossenen Türen statt. Die Kinder schweigen, weil es überlebenswichtig für sie ist. Die Eltern schweigen erst recht.

Diese Kinder, diese Familien brauchen Hilfe, einen emotionalen Notausgang. Selbsthilfegruppen für Kinder können das leisten. Wir müssen dieses fatale Schweigen brechen und da sind nicht die Kinder in der Bringschuld. Wir als Gesellschaft, insbesondere selbst Betroffene, stehen in der Holschuld. Wir müssen hin zum kinderorientierten Denken!

Michael Helfmann, Jg. 1958, ist in Hessen aufgewachsen und lebt dort mit seiner Frau. Seit seiner Jugend hatte er selbst einen hochriskanten Umgang mit Alkohol und wurde schließlich körperlich abhängig. Er überwand seine Sucht im Alter von 33 Jahren und setzt sich seither ehrenamtlich in Suchthilfe und Alkoholprävention ein. Schon seit über zehn Jahren engagiert er sich in der Alkoholprävention an Schulen und ist ehrenamtlich als Soberguide für die Guttempler tätig. Seit einiger Zeit ist er dort als Sachberater für Kinder, Jugendliche und junge Erwachsene tätig und wurde als Beisitzer in den Landesvorstand der Guttempler in Hessen gewählt. Seine Erfahrungen aus der Sucht und aus seinem Engagement in der Suchtselbsthilfe hat er nun zu einem Ratgeber zusammengefasst.

Michael Helfmann
in Zusammenarbeit mit Emelie Wineke

Alkoholprävention zum Schutz der Kinder

Ratgeber

Brandes & Apsel

1. Auflage 2024

© Brandes & Apsel Verlag GmbH, Frankfurt a. M.
Alle Rechte vorbehalten, insbesondere das Recht der Vervielfältigung und Verbreitung sowie der Übersetzung, Mikroverfilmung, Einspeicherung und Verarbeitung in elektronischen oder optischen Systemen, der öffentlichen Wiedergabe durch Hörfunk , Fernsehsendungen und Multimedia sowie der Bereithaltung in einer Online-Datenbank oder im Internet zur Nutzung durch Dritte.
Umschlag und DTP: Brandes & Apsel
Umschlagabbildung und Abbildungen im Innenteil: Maria Sauheitl.
Mit freundlicher Genehmigung.
Druck: Stückle Druck, Ettenheim, Printed in Germany
Gedruckt auf einem nach den Richtlinien des Forest Stewardship Council (FSC) zertifizierten, säurefreien, alterungsbeständigen und chlorfrei gebleichten Papier.

Bibliografische Information der Deutschen Nationalbibliothek:
Die Deutsche Nationalbibliothek verzeichnet diese Publikation in der Deutschen Nationalbibliografie; detaillierte bibliografische Daten sind im Internet über www.ddb.de abrufbar.

ISBN 978-3-95558-377-4

Inhalt

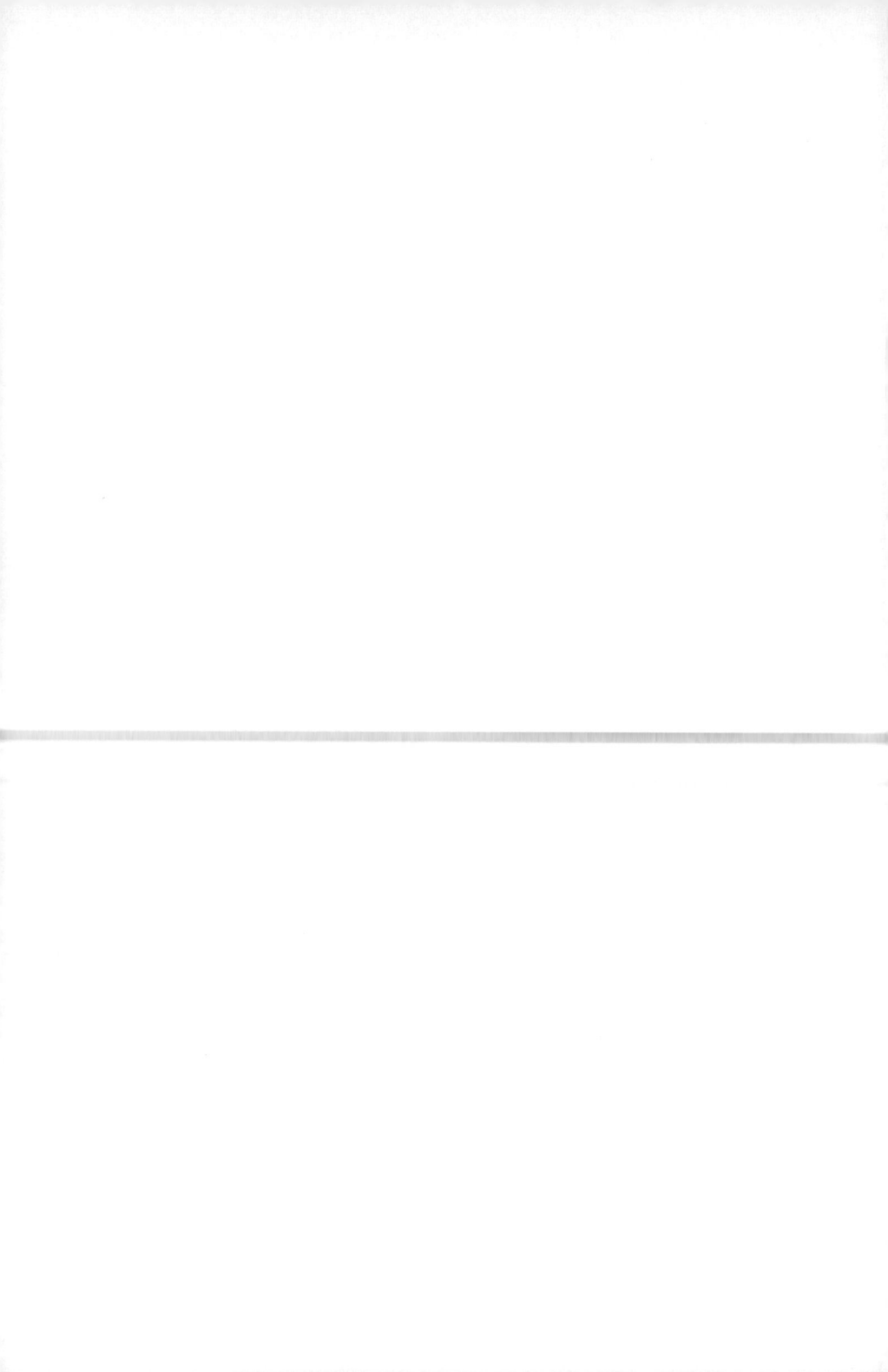

Für alle,

die mit alkoholkranken Eltern aufwuchsen,

die negative Erfahrungen mit alkoholisierten Erwachsenen
machen mussten,

denen die Option auf ein abstinentes Leben vorenthalten blieb,

die in ihrer Kindheit zu viel Verantwortung schultern mussten,

die als Erwachsene Fehler fortsetzen, die ihnen in der Kindheit
vorgelebt wurden,

die als Erwachsene falsche Entscheidungen treffen, weil sie nach alten,
falschen Mustern handeln,

die scheinbar alternativlos Alkohol einen zu hohen Stellenwert
in ihrem Leben einräumen.

Es gibt andere, bessere Wege!

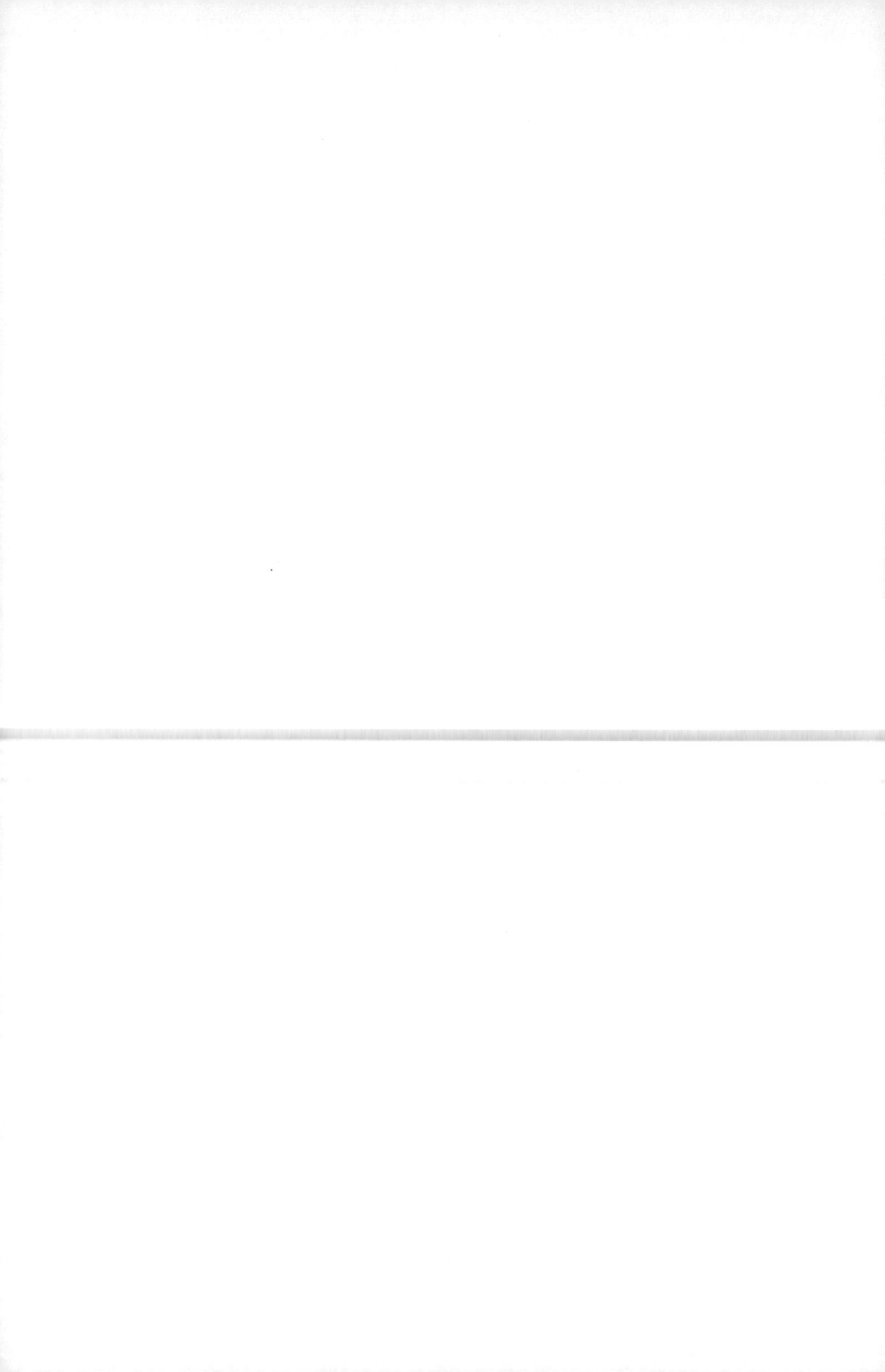

Kindernotruf
Tel. 02371-797 80 90

Ich habe mir bereits als Kind geschworen,
ich will diese ganzen Scheißängste und Gefühle
niemals vergessen.

Monika Fritzke

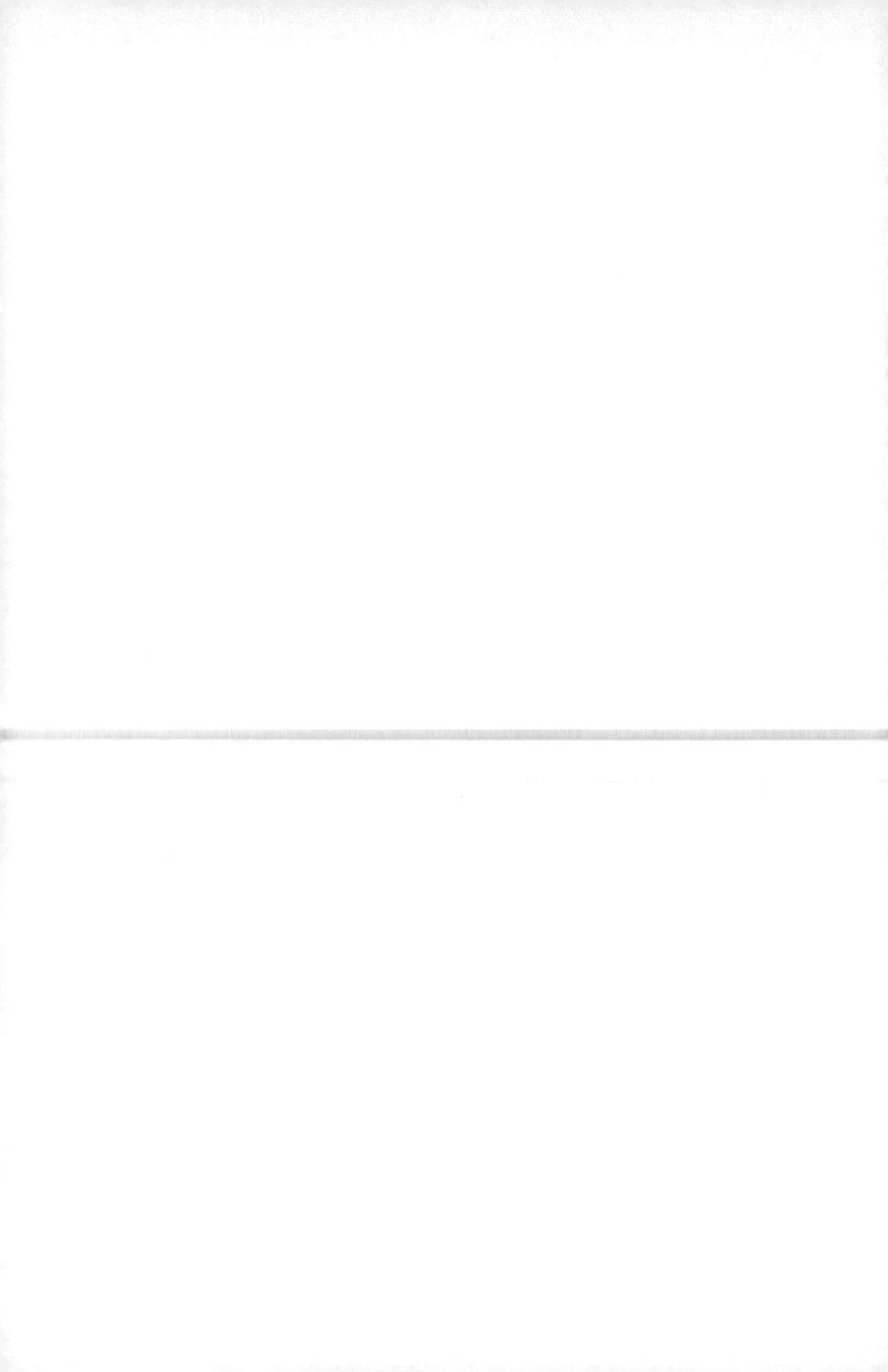

Vorwort

Ich muss immer wieder aufs Neue all meinen Mut zusammennehmen und mir selbst den Rücken stärken, wenn es gerade niemand
anderes tun kann. Ich muss immer wieder aufs Neue all meine Wut
zusammennehmen, damit sie nicht querschießt und ich in blinden
Aktionismus verfalle. Auch bei Emotionen macht die Dosis das
Gift. Ich brauche ein Gleichgewicht, damit ich meine Energie so
lenken kann, dass sie der Mission zuträglich ist.

Mut braucht große Gefühle und noch gewaltigere Überzeugungen. Vielfach ist bei der Entstehung dieses Buches auch Wut im
Spiel gewesen und ich kann Ihnen aus Erfahrung sagen, mit Wut
umzugehen ist schwierig, aber lernbar. Zu Beginn kostet es Nerven
und Tränen, aber sobald man gelernt hat, Wut anzunehmen, stellt sie
sich als ungeheuer kraftvolle Emotion heraus. Dies ist der Grund,
warum ich Sie »erwutigen« möchte. Lassen Sie sich gemeinsam mit
mir auf ganz neue Gedanken ein, gehen Sie unerwartete Wege und
entdecken Sie ganz nebenbei Ihr ungenutztes Potenzial.

Anfangs haben sich viele unangebrachte Gefühle zu Wort ge-
meldet: romantisch verklärte Erinnerungen an meine Alkoholsucht,
selbstgerechte Wut, Ungeduld und utopisch hohe Ansprüche an die
Welt. Auf meinem Weg hat sich mir Emelie Wineke, eine weitere
Autorin, angeschlossen. Eigentlich vorgesehen für das Lektorat entwickelte sich die Zusammenarbeit zu einem Autorenteam. Emelie
bringt eine sanftere, diplomatische Note in die Ausführungen ein
und ergänzt eigene Standpunkte und ihre persönlichen Erfahrungen.
Das Projekt profitiert davon.

Es hat sich ein roter Faden entwickelt, den Sie bitte nicht mehr
loslassen, wenn Sie ihn einmal aufgegriffen haben. Ich bin gespannt,

welche Emotionen dieses Buch in Ihnen auslösen wird. Von Trauer über Aufatmen bis hin zu Empörung halte ich alles für denkbar. Eine Emotion trieb mich anfangs besonders an und das war Scham, aber letzten Endes soll Zuversicht mein Motor sein.

Wenn ich es richtig angegangen bin, dann klappen Sie das Buch nach dessen Lektüre zu, stehen auf und nehmen das Telefon zur Hand. Wenn ich es geschafft habe, Sie anzusprechen, dann werden Sie handeln wollen, dann werden Sie jemanden anrufen wollen, dem Sie etwas sagen müssen, was Ihnen seit Jahrzehnten auf der Seele liegt. Wenn ich Sie erreiche, dann machen Sie und ich uns gemeinsam auf den Weg, um die Welt ein bisschen besser zu machen. Sie dürfen natürlich auch mit einem anderen Menschen Ihrer Wahl zusammen die Welt verbessern, aber sollten Sie tatsächlich auf mich zurückkommen wollen, meine Kontaktdaten finden Sie am Ende des Buches.

Ein wichtiger Baustein zu diesem Thema ist für mich NACOA. Die National Association for Children of Addiction inspiriert mich immer wieder zu Nachsicht, Einsicht und Mut. Mein Dank gilt drei Frauen im Besonderen, bewundernswerten Gründerinnen erfolgreicher Hilfsangebote für Kinder, die ich im Buch nebst ihrer Hilfsangebote vorstellen werde. Sie setzen sich in der Suchthilfe für die Kinder alkoholkranker Eltern ein: Christa Gattwinkel, Kathrin Thielmann-Lange und Monika Fritzke. Die Illustrationen im Buch stammen von Maria Sauheitl. Ihre ausdrucksstarken Figuren unterstreichen die Botschaft. Thekla Ahlrich-Kayser nahm das Lektorat am finalen Manuskript vor und trug so maßgeblich zum Gesamtwerk bei. Auch ihr möchte ich von Herzen für ihren Einsatz danken.

Formale Hinweise

Das Thema Alkoholmissbrauch hat eine große Brisanz. Es besteht einerseits die Gefahr, Menschen aus dem eigenen Umfeld oder sogar der eigenen Familie zu verprellen oder bloßzustellen. Andererseits braucht gerade dieses Thema die enttabuisierende Öffentlichkeit so dringend. Es ist an mir abzuwägen und so habe ich beschlossen, dass ich reale Personen – wo immer dies sinnvoll, notwendig und möglich ist – anonymisiert darstelle. Ich bitte alle um Verzeihung, die sich dennoch wiedererkennen sollten, aber hier hat die gute Sache Priorität.

Ich bitte die Leserin und den Leser um Nachsicht, dass ich in meinen Ausführungen teils nur die männliche Form, zum Beispiel »Alkoholiker«, nutze. Ich tue dies ausschließlich für die gute Lesbarkeit und will damit keine Aussage über eine geschlechterspezifische Verteilung von Suchterkrankungen treffen. Verwendet wird in der Regel das generische Maskulinum und gemeint sind alle Betroffenen.

Sie werden feststellen, dass Sie trotz zweier beteiligter Autoren konsequent von einem »ich« durch das Buch geführt werden. Das liegt daran, dass ich, Michael, und ich, Emelie, uns in den meisten Fällen so einig waren, dass es obsolet schien, die Kernbotschaften in jeweils zwei Strängen auszuführen. »Ich« wird sich Ihnen namentlich nur vorstellen, wenn es zum Verständnis notwendig ist. Sie dürfen ansonsten davon ausgehen, dass sämtliche Meinungsverschiedenheiten vor Veröffentlichung *meines* Buches ausgeräumt wurden.

Wenn im Buch von Co-Abhängigkeit die Rede ist, richte ich mich nach den Ausführungen von Jens Flassbeck,[1] wonach Co-Abhängigkeit in erster Linie die Leiden, Probleme und Störungen der Angehörigen von Suchtkranken umschreibt. Die aktuell in Deutschland am

---

1   www.co-abhaengig.de.

weitesten verbreitete Definition kommt leider noch etwas vorwurfs-
voller daher. So umschreibt es zum Beispiel Jörg Fengler (1994)
wie folgt: »Co-Abhängigkeit bezeichnet Haltungen und Verhaltensweisen von Personen, Gruppen und Institutionen, die durch Tun und
Unterlassen dazu beitragen, daß der Süchtige oder suchtgefährdete
Mensch süchtig oder suchtgefährdet bleiben kann.« Diese Ausle-
gung und anlehnende Sichtweisen unterstütze ich nicht, mitunter
weil dadurch auch Kindern, die in eine Co-Abhängigkeit gezwungen werden, eine Täterrolle zugeschrieben wird und ihr Leid in den
Hintergrund tritt. Ich bemühe mich, zwischen Co-Abhängigkeit und
suchtförderndem Verhalten zu unterscheiden und die Begrifflichkeiten nicht zu vermischen.

Wir brauchen Selbsthilfegruppen für Kinder.

Wir brauchen Räume.

Räume, in denen Kinder unter sich sind.

Räume, in denen Kinder Kind sein dürfen.

Räume, in denen Kinder frei sein dürfen.

Räume, in denen Kinder Rückendeckung,
Zuneigung und Normalität erfahren.

Räume, in denen Kinder ihr Selbstwertgefühl entwickeln können.

Räume, in denen Kinder mit Kindern sprechen können,
sich austauschen können.

Räume, in denen Kinder Erwachsene treffen, denen sie vertrauen
können.

Räume, in denen Kinder merken, dass sie nicht alleine sind.

Räume, in denen sie sich sicher fühlen können.

Räume, in die Kinder etwas einbringen können, ohne Angst
zu haben, dass andere (z. B. ihre Eltern) etwas davon erfahren.

Räume, die Selbsthilfegruppen für Kinder sind, denn Kinder sind
keine kleinen Erwachsenen.

Kinder brauchen Selbsthilfegruppen für Kinder!

Traue keiner Statistik, die du nicht selbst gefälscht hast! Jetzt habe ich mir jahrelang Gedanken gemacht, gelesen und recherchiert. Ich habe mich auf Tipps verlassen, Zahlen aus Debatten und Tagungen aufgenommen und für meine Notizen verwendet. Immer wieder musste ich Werte, Daten und Annahmen nach oben korrigieren, Hochschätzungen noch höher schätzen. Ich ging im Laufe meiner Recherchen für dieses Buch von 2.65 Millionen Kindern aus, die in durch Alkohol belasteten Familien leben und das allein in Deutschland. Das wären nahezu 20 Prozent und diese Zahl löst größtes Entsetzen bei mir aus, doch leider stimmt sie noch immer nicht. Unter Berücksichtigung der anzunehmenden Dunkelziffer und aktueller Daten zu Rausch- und Risikokonsum könnten es fast die Hälfte aller in Deutschland lebenden Kinder sein, die in der Familie mit riskantem Konsum, durch Alkohol verursachtes Fehlverhalten Angehöriger oder Alkoholismus konfrontiert sind.

Im September 2016 hat das Robert-Koch-Institut im Auftrag des Bundesgesundheitsministeriums neue und aktuelle Kennziffern zu Familien, in denen regelmäßig Alkoholmissbrauch und Rauschtrinken stattfindet, erhoben. Nach dieser Erhebung sind es 6,6 Millionen Kinder, die mit Eltern aufwachsen, die einen mindestens riskanten Konsum aufweisen. Ausgehend von etwa 14 Millionen Minderjährigen in Deutschland wären dies 47,1 Prozent. Wenn das wahr ist, ist es eine Tragödie.

Ich möchte explizit darauf hinweisen, dass Kinder, deren Eltern Rausch- und Risikokonsum betreiben, ebenfalls vielfältigen Belastungen ausgesetzt sind, die sich im Erwachsenenleben in Verhaltensstörungen oder Suchterkrankungen niederschlagen können. Wie viele Kinder tatsächlich betroffen sind, bleibt weitestgehend unklar. Ergebnisse von Studien und Statistiken widersprechen sich teils. Verschiedene Herangehensweisen, Fragestellungen und Grundlagen für Hochschätzungen bringen natürlich unterschiedliche Ergebnisse. Mal wird nur von Kindern bis zum 13. Lebensjahr, mal von Minderjährigen ausgegangen. Mal werden Risikokonsum und Rauschtrinken miterfasst, mal ist Grundlage der Hochrechnung ausschließlich diagnostizierter Alkoholismus. Die wenigsten Daten sind zudem aktuell. Kurz vor der Veröffentlichung dieses Buches habe ich mich nochmals an NACOA gewandt und nach aktuellen Zahlen gefragt. Die Antwort lautete wie folgt: »Wir besprechen es immer wieder in verschiedenen Kontexten und haben hier leider auch keine neueren Zahlen. Es gibt nur die [von Ihnen bereits genannten], auf die wir uns auch immer wieder beziehen. Wir sind sehr daran interessiert, neue Zahlen zu ermitteln, doch dazu braucht es ein allgemeines Interesse an dem Thema und Finanzmittel.«

Mir genügt es, zu wissen: Ich schreibe dieses Buch vielleicht für die Hälfte aller in Deutschland lebenden Kinder, für deren abhängige oder co-abhängige Eltern, für Angehörige oder Menschen im Umfeld eines Alkoholikers, die unter den Folgen leiden, für Betreuungspersonal in Kindertagesstätten, pädagogisches Fachpersonal, in der Suchthilfe tätige Menschen, alle Involvierten und Interessierten und auch für die, die bisher glauben, nur wegsehen zu können. Ich schreibe dieses Buch für alle Eltern in der sogenannten Grauzone,[2] die sich nicht sicher sind, ob sie nur riskant konsumieren oder schon abhängig sind, oder jene, die als Angehörige miterleben, wie Betroffene mit sich hadern.

Wenn Wahrheiten ausgesprochen werden,
trennen sich oft die Wege.
Nun denn!
(Autor unbekannt)

---

2 Der Begriff Grauzone umfasst einen Bereich von dem Punkt aus, wo riskanter Konsum beginnt, bis hin zu jenem Punkt, an dem offiziell eine Alkoholabhängigkeit diagnostiziert wird. Das Grauzonen-Trinken birgt auch immer das Risiko, sich in eine Abhängigkeit zu verstricken.

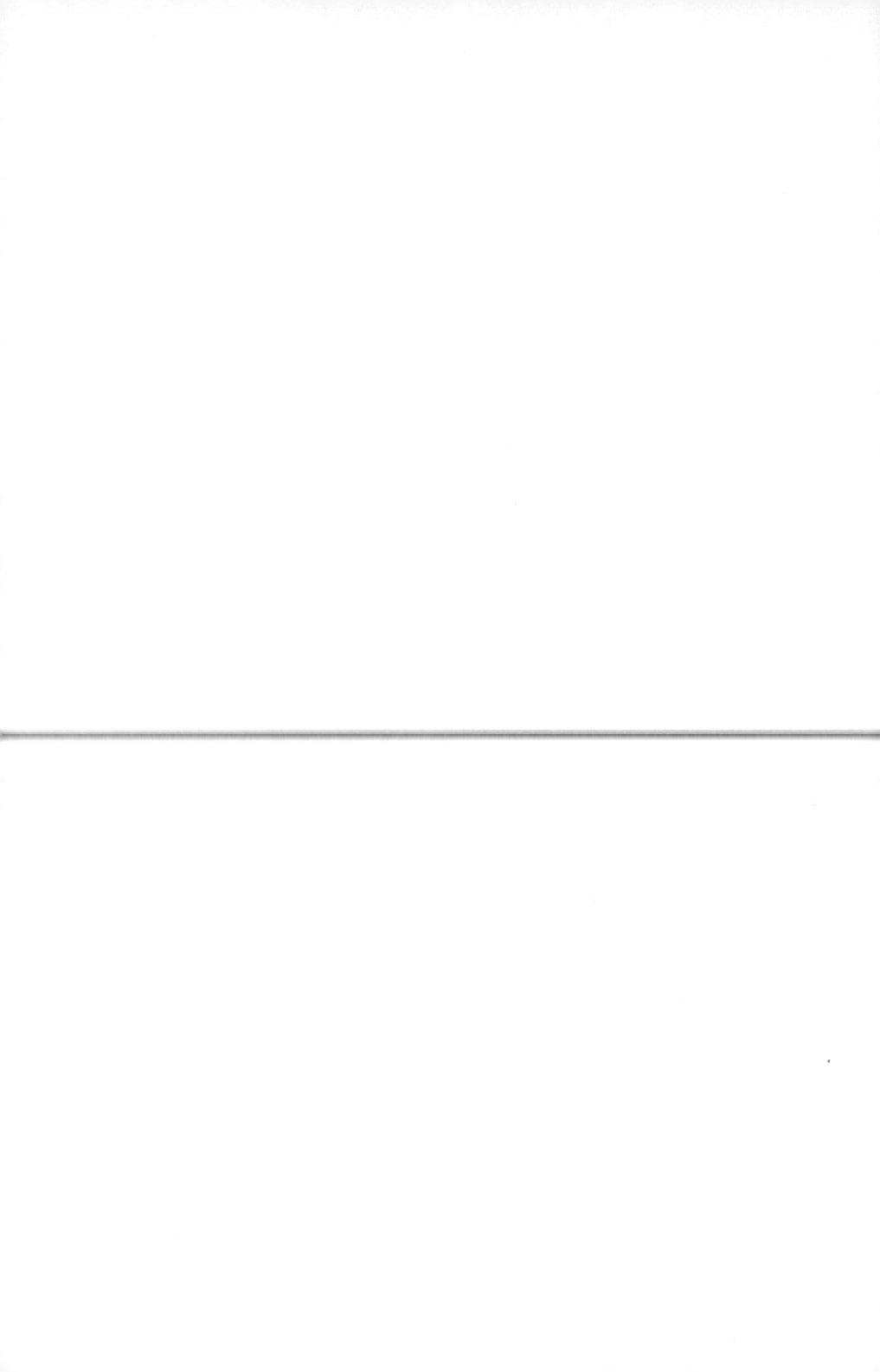

1. Der rote Faden

Es geht mir nicht um Ausführungen zu Alkohol und anderen Drogen, sondern explizit um Alkoholismus sowie Rausch- und Risikokonsum. Es geht um deren psychosoziale Ursachen und Folgen für unsere Gesellschaft, insbesondere um die Folgen für unsere Kinder und den fatalen Kreislauf, der sich in einer jeden durch Alkohol belasteten Familie auftut. Ich werde es ganz bewusst vermeiden, thematisch von diesem roten Faden abzuweichen, um das Thema nicht schon wieder zu zerfasern. Denn wenn im Allgemeinen von Suchterkrankungen gesprochen oder geschrieben wird, hat man schnell einen diffusen Komplex aus psychotropen Substanzen, Bahnhofstoiletten und abgemagerten obdachlosen Gestalten vor Augen. Sie werden hier aber keine großen Dramen, keine filmreifen Tragödien und keine Abhandlungen zu organisierter Kriminalität finden. Es geht um die kleinen Dramen, die alltäglichen Tragödien und die Einschränkungen der Lebensqualität, die wir uns selbst und unseren Kindern zumuten.

Worauf ich ebenfalls nicht eingehen werde, sind sämtliche denkbaren Ursachen von Suchterkrankungen. Ich möchte gezielt zum einen die Transgenerationalität und zum anderen die ungünstigen Wechselwirkungen innerhalb der Gesellschaft hervorheben. Ich möchte nicht ausblenden, dass es vielfältige Ursachen für eine Abhängigkeit gibt, aber ich möchte mich auf die gesellschaftlichen Einflüsse fokussieren. Hierin sehe ich die entscheidendsten Auslöser und gleichzeitig die größten Chancen auf Genesung. Ich wage den Gedanken, dass wir die Selbstheilungskräfte der Gesellschaft durch Aufklärung aktivieren können.

Wir haben in Deutschland eine immense kollektive Problematik in Zusammenhang mit Alkohol. Alkoholismus und seine nicht diagnostizierbaren Vorstufen verursachen Fehlverhalten im zwischenmenschlichen Bereich. Dies wiederum führt zu Belastungen und Traumata bei allen Involvierten. Angehörige und das nähere Umfeld werden zwangsläufig in die Misere verwickelt. Die unangenehmsten Folgen entstehen für die direkten Angehörigen und die größten Belastungen haben die im Haushalt lebenden Kinder zu erwarten.

Übermäßiger Alkoholkonsum holt das Schlechteste aus uns heraus. Unter Alkoholeinfluss verlieren wir gesunde Hemmungen, neigen zu Jähzorn, übergriffigem Verhalten, Aggressionen oder Gereiztheit. Die Veränderungen unser Wesen betreffend beschränken sich dabei keinesfalls nur auf den Rauschzustand. Stehen Betroffene nicht akut unter Alkoholeinfluss, kämpfen sie mit Kater und psychischen oder physischen Entzugserscheinungen, wobei sowohl Entzug als auch der als harmlos geltende Kater mit Erbrechen, Zittern, Angstzuständen und Depressionen einhergehen können. Unsere positiven persönlichen Ressourcen werden in die Suche nach dem Rausch investiert und für die Bewältigung anderer Lebensbereiche bleiben nur Ungeduld, Anspannung, Aggression und Überforderung.

Alkoholismus ist die wohl anrüchigste unter den Suchterkrankungen, mitunter gerade deshalb, weil Alkohol eine legale Droge ist. Denn was staatlich erlaubt und sogar gefördert wird, kann doch nicht so schnell abhängig oder gar krank machen. Doch der Schein trügt gewaltig. Die meisten lernen, dass sie mit dieser Droge nur richtig umgehen müssen. Wer an diesem Anspruch scheitert, gilt als Verlierer und muss sich mit Stigmata und Selbstzweifeln auseinandersetzen. Die Botschaft, dass Alkohol leicht zu kontrollieren ist, lässt uns Risiken leugnen, macht Alkoholismus zu einer Epidemie und lässt die Konsequenzen für uns alle ins Unermessliche steigen. Es fehlen adäquate Warnungen, und selbst wo gewarnt wird, relativiert sich alles über die nächste Alkoholwerbung, der wir begegnen. Gleichzeitig wird über problematischen Alkoholkonsum einvernehmlich geschwiegen. Seine hohe Akzeptanz in der Bevölkerung fördert den Konsum von Alkohol noch mehr und damit auch Alkoholismus.

Alkohol ist eine stark süchtig machende Droge und dass sein Konsum dennoch erlaubt ist, steht in unlösbarem Widerspruch zur allgemein verbreiteten Haltung gegenüber anderen, illegalen Drogen. Deshalb müssen wir für unseren Seelenfrieden das Dilemma irgendwie beilegen: Wir verherrlichen, verharmlosen, erlegen uns selbst Trinkregeln auf und erklären Alkohol zum Kulturgut. Die aus der Not geborene Regel besagt: Bestimmte Drogen – namentlich Alkohol – sind okay, aber bitte verantwortungsbewusst zu gebrauchen. Unter diesem Konsens feiern wir unser Ausnahmerauschmittel täglich in ganz Deutschland.

Alkoholismus ist so verbreitet, dass er Auswirkungen auf die gesamte Bevölkerung hat. Sogar einzelne Kriterien der Abhängigkeit lassen sich vom Individuum auf die Allgemeinheit übertragen, wie etwa die allmähliche Dosissteigerung und die Priorisierung: Rauschtrinken wird immer salonfähiger, und trotz negativer Konsequenzen für uns alle sind bestimmte Anlässe ohne Alkohol nicht denkbar. In Anbetracht dessen muss es zur Lösung der entstehenden Probleme auch gedankliche Ansätze auf gesamtgesellschaftlicher Ebene geben. In der Präventionsarbeit wird das im Ansatz erkannt und umgesetzt, aber Prävention wird oft nur milde belächelt und wagt sich kaum, klar Position zu beziehen, um nicht kategorisch auf Ablehnung zu stoßen.

Alkoholprävention soll das Entstehen der Sucht verhindern und das Suchthilfenetz greift erst, wenn die Abhängigkeit einen eindeutig pathologischen Charakter hat. Dazwischen klafft eine riesige Lücke, innerhalb derer das Thema teils ignoriert und verleugnet wird. Dabei wären genau in dieser Grauzone die Heilungsaussichten am größten. Mit Alkoholismus ist es letztlich wie bei jeder

Krankheit: Früherkennung bietet enorme Chancen. Nur was, wenn man nicht erkennen will?

Der offiziell diagnostizierte Alkoholismus erhält in der Suchthilfe große Aufmerksamkeit. Allein die Kosten, die durch Abhängigkeit verursacht werden, machen das zwingend notwendig. Für alkoholkranke Menschen gibt es Unterstützung und Hilfsangebote wie Selbsthilfegruppen oder Therapien. Wenn die Bereitschaft zur Veränderung vorhanden ist, können Abhängige auf ein umfangreiches Suchthilfe-Netzwerk zurückgreifen. Für Nahestehende wie Lebenspartner, die sich teils co-abhängig verhalten oder co-abhängig verstrickt sind, gibt es da schon sehr viel weniger Möglichkeiten, insbesondere, wenn es sich um von den Krankenkassen finanzierte Maßnahmen handelt. Nur wenige Therapeuten kennen sich mit der Thematik hinreichend aus, dabei kann eine Co-Abhängigkeit ab einem gewissen Schweregrad ebenfalls als behandlungsbedürftig diagnostiziert werden.

An exakt dieser Stelle entsteht eine destruktive Wechselwirkung. Abhängigkeit bewirkt Co-Abhängigkeit und Co-Abhängigkeit kann ungewollt Abhängigkeit stützen. Bei von Co-Abhängigkeit Betroffenen entwickeln sich unbewusst teils suchtfördernde Verhaltensweisen. Die meisten von Co-Abhängigkeit betroffenen Menschen wissen nicht um ihr Krankheitsbild und suchen sich entsprechend auch keine Hilfe. Sie kämpfen sich allein durch die alltäglichen Konflikte und treffen nicht immer produktive Entscheidungen. Hinzu kommt, dass von Abhängigkeit betroffene Menschen zu manipulativem Verhalten neigen und ihrerseits unbewusst die Co-Abhängigkeit des Gegenübers nutzen, um ihre Sucht zu erhalten.

Wer problematisch trinkt, findet sich wieder zwischen dem suchtfördernden Einfluss der Gesellschaft und dem teils suchtstützenden Verhalten seiner Angehörigen. Gleichzeitig muss sich ein von Co-Abhängigkeit betroffener Mensch mit einer Gesellschaft auseinandersetzen, die Alkohol verteidigt, sowie mit dem teils manipulativen und egoistischen Verhalten seines abhängigen Angehörigen umgehen. Die Gesellschaft wiederum wird in ihrer Meinung bestärkt, dass Alkohol zum Leben und Feiern dazugehört und keine große Gefahr darstellt, da in entsprechenden Familienkonstellationen über Alkoholprobleme geschwiegen wird. Was nach außen dringt, wurde bereits relativiert und zensiert. In der Gesamtheit ergibt das eine zerstörerische Triade aus Abhängigkeit, Co-Abhängigkeit und einer suchtfördernden Gesellschaft, die sich über die Generationen fortsetzt.

Es ist unbestritten ein immenser und positiv zu wertender Fortschritt, dass immer mehr Alkoholiker offen über ihre Sucht sprechen. Es ist wichtig, dass auch erwachsene Angehörige immer mehr Aufmerksamkeit bekommen, und die Zeit ist reif, gedanklich noch einen entscheidenden Schritt weiterzugehen. Immer noch wird viel zu wenig darauf geschaut, welche Tragweite jede einzelne Suchthistorie für die gesamte involvierte Familie hat. Immer noch wird nicht nachhaltig bedacht, welche Konsequenzen und Folgeerkrankungen die nachfolgenden Generationen – und ich spreche bewusst im Plural – zu erwarten haben. Immer noch finden inklusive gedankliche Ansätze ihren Weg in die Suchtselbsthilfe nicht.

Kinder reden nicht über die Missstände im heimischen Umfeld. Oft ist Schweigen ein ungeschriebenes Familiengesetz. Erschwerend kommt hinzu, dass die meisten sich aus Mangel an Vergleichsmöglichkeiten gar nicht in einer Misere wähnen. Noch als Erwachsene zweifeln Kinder aus Alkoholikerfamilien an ihrer Wahrnehmung und daran, dass ihnen ernsthaftes Leid zugefügt wurde. Eltern, die Rausch- und Risikokonsum betreiben, verkaufen ihren Kindern Fehlverhalten und Abhängigkeit als Normalität oder Kultur, aus Angst, sich von ihnen kritisieren lassen zu müssen.

Alkoholismus ist so alltäglich, dass nur besonders schwere Fälle bemerkt werden. Öffentliche Stellen wie Schulen oder Kindertagesstätten reagieren entsprechend zögerlich bei Kindern alkoholkranker

Eltern. Zu groß ist die Unsicherheit darüber, wann und wie Hilfe angebracht wäre, und teils fehlt es an Aufklärung. Das Gesundheitssystem stellt den Alkoholiker in den Mittelpunkt und lässt die Familie außen vor. Soziale Medien arbeiten derart unpopuläre Themen nicht auf oder es wird der Eindruck erweckt, dass es sich um spektakuläre Einzelfälle handelt, indem Alkoholprobleme oft nur in Verbindung mit einem Skandal im Internet Erwähnung finden.

Dabei ist die aktuelle Situation in Deutschland nicht nur ein Skandal, sondern eine Tragödie. Statistisch betrachtet lebt etwa jedes fünfte bis sechste Kind in einer Familie, die durch Alkoholismus belastet ist. Lassen Sie sich das auf der Zunge zergehen! In jeder Schulklasse ist beinahe jedes fünfte Kind zu Hause mit der Alkoholabhängigkeit eines oder beider Elternteile konfrontiert. Die Dunkelziffer wird in aktuellen Berichten als nicht einschätzbar angegeben, da gerade im Zusammenhang mit Alkohol verschleiert, verharmlost und tabuisiert wird. Zudem werden in den Statistiken Rausch- und Risikokonsum von Alkoholismus getrennt betrachtet. In der Gesellschaft wird problematischer Konsum toleriert, wenn nicht sogar akzeptiert und unterstützt; doch wer unter Freunden und Bekannten noch für seine Trinkfestigkeit gefeiert wird, wartet in der eigenen Familie wahrscheinlich schon mit weniger feierlichem Fehlverhalten auf. Die Auswirkungen auf die Kinder der Betroffenen sind also keineswegs harmlos.

Damit diese Kinder über ihre Situation sprechen können, muss zuerst einmal Bewusstwerdung stattfinden, ein erstes Aufmerken und ein Ansatz von Verstehen: »Ah, ich bin nicht der/die Einzige, ich bin nicht allein und es gibt möglicherweise Hilfe.« Um dieses Erkennen zu ermöglichen, müssen wir enttabuisieren und Enttabuisierung zulassen, unsere Augen, Ohren, unseren Verstand und unsere Herzen öffnen, Unterstützung, Rat und Hilfe anbieten. Diese Form der gesamtgesellschaftlichen Heilung ist nur denkbar, wenn wir damit aufhören, Alkohol zu verteidigen. Es muss dort eine klare Grenze gezogen werden, wo durch Alkoholkonsum Gewalt, Übergriffigkeit oder sonstiges Fehlverhalten entsteht, insbesondere gegenüber Kindern.

Es muss leider in aller Deutlichkeit gesagt werden: Wir alle sind mehr oder weniger involviert. Wer nicht selbst von Alkoholismus betroffen ist, verhält sich co-abhängig und/oder suchtfördernd. Dies ist aus sozialpsychologischer Sicht nur zu verständlich, denn wer Alkohol nicht gutheißt, macht sich verdächtig und potenziell zum Außenseiter. Unser Umgang mit dem Thema führt zu immer größerer Akzeptanz von übermäßigem Alkoholkonsum. Rauschtrinken in der Gegenwart von Kindern ist mittlerweile selbstverständlich und wird schon von den Kleinsten entsprechend als Normalität erlebt. Wir werden bereits als Kinder darauf konditioniert, dass wir nur gute von schlechten Trinkern unterscheiden müssen. Wir lernen jene, die in der Gosse landen, von jenen abzugrenzen, die Spaß mit Alkohol haben. Die Aufklärung über Zusammenhänge und negative Folgen von riskantem Konsum wird der Alkoholprävention in der Schule überlassen.

Es wird an keiner Stelle darauf hingewiesen, dass aktuell in jeder Schulklasse jedes fünfte Kind mit einem um das Sechsfache erhöhten Risiko aufwächst, selbst alkoholkrank zu werden. Lückenhafte Prävention im Vorfeld und auf den Suchtkranken konzentrierte Therapien bei stark fortgeschrittener Abhängigkeit dürfen nicht die einzigen Maßnahmen bleiben. Es existiert ein riesiger Graubereich dazwischen, den viele weitestgehend ignorieren und nicht wahrhaben wollen. Das ist der Bereich, in dem Rausch- und Risikokonsum stattfinden, in dem man entweder bereits psychisch abhängig oder auf dem besten Wege dorthin ist. Das ist exakt der Bereich, in dem Eltern den Umgang ihrer Kinder mit Alkohol maßgeblich prägen, denn in diesem Graubereich wird durch Rausch bedingtes Fehlverhalten in gesellschaftlichem Konsens vertuscht.

Sucht zu bekämpfen und im gleichen Zug die Droge zu legalisieren, zu akzeptieren und zum Kulturgut zu erklären, ist alles andere als konsequent. In Fällen von hochgradiger Abhängigkeit sind viele durchaus alarmiert, aber die lange Zeit ihrer Entstehung wird oft nicht erkannt. Wir wollen den Rausch, aber nicht den Kater. Das ist so verständlich wie kurzsichtig. Die große Bedeutsamkeit, die dem Alkohol schon seit Jahrhunderten zukommt, wird womöglich ein umfassendes Umdenken vorerst verhindern. Erwachsene, die helfen wollen, können aber dort ansetzen, wo die gesellschaftliche Doppelmoral Leid verursacht. Wir können damit beginnen, uns Denkfehler einzugestehen und die Problematik öffentlich zu benennen. Alkoholprävention muss neu gedacht und umgesetzt werden, die Suchthilfe muss die Problematik ganzheitlich betrachten, denn Abhängigkeit, Co-Abhängigkeit und die suchtfördernde Konditionierung der Gesellschaft sind untrennbar miteinander verwoben. Wir können selbstwirksam und selbstfürsorglich handeln, indem wir uns der Verantwortung annehmen für Schaden, der entstanden ist, und auch für Schaden, der jetzt gerade entsteht.

Nur wenn wir bereit sind, mit klarem Verstand und kritischem Blick hinzusehen, können wir etwas gegen diese Fehlprägung unternehmen. Alkoholismus überträgt sich transgenerational. Es ist ein Kreislauf aus Leid und Schweigen, der durchbrochen werden muss, und wir stehen in der Verantwortung, unseren Kindern das zu ermöglichen. Alkoholprävention muss konkret thematisieren, wie Alkohol Fehlverhalten fördert und wie das im Einzelfall aussehen kann. Die Suchthilfe muss Hilfsangebote für alle Betroffenen bereithalten und die ganze Familie einbeziehen. Präventionsarbeit an Schulen muss sehr viel hochfrequenter und in jedem Alter stattfinden, bestenfalls überall dort, wo Kinder in einem öffentlichen Kontext sind, der eine gewisse Distanz zu den heimischen Problemen erlaubt. Dies kann die Schule sein, aber ebenso gut kommen kirchlich organisierte Freizeitgruppen, Vereine oder eigens zu diesem Thema ins Leben gerufene Gruppen infrage. Wir müssen erlauben, dass unsere Kinder unseren Umgang mit Alkohol kritisch betrachten, auch wenn sie uns dann zu Recht belehren.

Suchthilfe und Prävention müssen im Schulterschluss stehen. Abstinent lebende Menschen sollten die Präventionsarbeit an Schulen unterstützen. Menschen, die bewusst Alkohol aus ihrem Leben gestrichen haben, verfügen über vielfältige Ressourcen und Resilienzen. Ihre Erfahrungen aus der eigenen Kindheit oder einer eigenen Abhängigkeit spiegeln die transgenerationale Weitergabe von Alkoholismus. Dieser Spiegel ist exakt das, was wir brauchen, um erfolgreiche Aufklärung zu praktizieren. Durch das offene Thematisieren können wir dem generationsübergreifenden Alkoholismus einen positiven und heilsamen Kreislauf entgegensetzen. Eine gesamtgesellschaftliche Aufarbeitung würde in greifbare Nähe rücken.

Therapien für Alkoholiker stellen den suchtkranken Menschen bisher alternativlos an den Rand der Gesellschaft. Der Alkoholkranke wird in eine verhaltenstherapeutische Schutzblase eingebettet und soll befähigt werden, gegen das Bollwerk Alkohol zu bestehen. Ursachen und Folgen von Sucht werden nur vom Betroffenen selbst aufgearbeitet und kaum in Kontext zum Umfeld betrachtet. In jeder Generation wachsen weiterhin Kinder auf, die ein enorm erhöhtes Risiko aufweisen, selbst problematisch zu konsumieren oder andere psychische Folgeerkrankungen zu entwickeln. Es darf nicht weiterhin suggeriert werden, dass Alkoholiker willensschwache Ausnahmefälle sind, die sich nach Bewältigung der Sucht zwar trocken, aber chronisch krank durch den Rest ihres Lebens kämpfen. Es ist an der Zeit, die Gesellschaft mit in die Verantwortung zu nehmen, Inklusion voranzubringen und im gleichen Zug umfassende Heilung zu ermöglichen.

Das Wichtigste im ersten Schritt sind Aufklärung und Enttabuisierung. Der Süchtige gehört nicht länger ins Zentrum der therapeutischen Bemühungen, sondern die ganze Familie. Auch so manches Angebot der Suchthilfe muss seine co-abhängigen Ansätze reflektieren und ablegen.

Im zweiten Schritt müssen Hilfsangebote wie Selbsthilfegruppen, Patenschaften für Familien und auch explizit für Kinder folgen. Hilfe muss konkret, gut auffindbar und niedrigschwellig sein. Wir brauchen Raum zum Austausch. Wir brauchen Räume, wo betroffene Kinder unter sich sind, Kind sein dürfen, frei sein dürfen. Kinder werden in die Co-Abhängigkeit gezwungen, ohne je eine Alternative zu kennen. Sie sind besonders beeinflussbar und tragen die Konsequenzen aus den Belastungen der Kindheit ihr Leben lang. Wir brauchen Räume, in denen sie sprechen, sich sicher fühlen und einbringen können, ohne Angst vor negativen Konsequenzen zu haben. Es ist einfach, zu helfen. Wir müssen es nur zulassen.

Erinnerung an die Kindheit

Ulrike war Kind eines alkoholkranken Vaters. Sie war genervt, stand unter andauerndem Stress und das stellte ihre Meinung und Wahrnehmung auf den Kopf. Sie beschreibt das Familienleben auszugsweise so:

>»Was mich am meisten genervt hat als Kind, war die ewig meckernde Mutter. Der Papa war mir damals betrunken lieber, dann wurde er immer so kuschelig. Heute sehe ich alles natürlich ganz anders.«
>
>[Anonym / Name geändert]

2. Das Alkoholproblem, die Grauzone und die Dunkelziffer

Alkohol habe ich in meiner Kindheit als etwas sehr Selbstverständliches erlebt. Mein Vater konsumierte Bier wie ein Lebensmittel und ich verspürte auch keine Berührungsängste in Bezug darauf. Ich holte ihm auf seine Bitte hin oft Bier und öffnete die Flasche. Das Gefühl dabei war nicht etwa schlecht. Ich konnte ihm etwas Gutes tun und eine kleine Freude machen. Seine Laune hob sich durch von mir servierte Biere zuverlässig und spürbar. Dass die Laune meines Vaters sich hob, war – seit ich mich erinnere – sehr wichtig. Wir erlebten ihn als Familie oft missmutig oder niedergeschlagen. Mitunter war er regelrecht ungenießbar, leicht reizbar und fuhr beim kleinsten Fehlverhalten unsererseits unangemessen aus der Haut. Je alter wir vier Geschwister wurden, desto mehr kam diese wütende und aggressive Seite an ihm zur Geltung.

Ich fand mich im Alter von sechs Jahren manchmal nachmittags in der Eckkneipe wieder, wenn auch mein Vater dort Zeit verbrachte. Die Atmosphäre war locker und lustig, mein Vater war locker und lustig und ich mochte diese Stimmung unter all den trinkfreudigen Männern. Generell war das die Zeit, die ich als die schönste in Erinnerung habe. Manchmal kam mein Vater nachts sternhagelvoll aus der Kneipe oder sonst woher und weckte dabei die ganze Familie. Ich kann mich an nächtliche »Hähnchen-Partys« erinnern und wie wir Kinder unter den Klagen meiner Mutter nachts noch Pommes aus der Fritteuse bekamen. Meine Mutter hat das irritiert und sogar ein bisschen verängstigt, glaube ich.

Einmal bewegte sich etwas unter der Jeansjacke meines Vaters, als er nach Hause kam: Er hatte eine kleine Katze mit nach Hause gebracht. Sie stammte aus einem Wurf, der auf einem nahe gelegenen Schrottplatz zur Welt gekommen war. Vielleicht tue ich dem Schrottplatz auch unrecht und es handelte sich eigentlich um eine etwas vermüllte Autowerkstatt. Es war jedenfalls einer dieser Orte, an denen mein Vater sich am liebsten aufhielt, und es war auch der Schlag Menschen, mit dem er sich am liebsten umgab. Er schwamm gerne gegen den Strom. Ein Angestelltenverhältnis im Büro etwa wäre für ihn kaum infrage gekommen. Seine Jobs wechselten wohl schon immer häufig, seit er berufstätig war, und nach seiner Zeit als Hausmann und Vollzeitvater – als wir alle im schulfähigen Alter waren – gab es ein paar Jahre, in denen er sich an einer Selbständigkeit probierte. Erst im Alleingang und dann sogar zusammen mit einem Angestellten bot er einen Rundumservice für Haus und Garten an.

Wir waren, wie gesagt, vier Kinder. Meine Mutter arbeitete zeit ihres Lebens 40 Stunden und oft wesentlich mehr pro Woche im Schichtdienst in der Pflege und mein Vater hatte seine kleine Firma. Genau in dieser Lebensphase fing es an, richtig ungemütlich zu werden. Meine Mutter war kaum zu Hause und mein Vater arbeitete vorwiegend vormittags bis etwa 15 oder 16 Uhr, kam dann heim und musste sich mit uns auseinandersetzen. Das ging selten harmonisch vonstatten. Der Stresslevel meines Vaters war schon recht hoch, als er zu Hause eintraf und jeglicher Trubel war für ihn kaum noch aushaltbar. Ich weiß nicht, ob der Plan, sich mit Bier ins Wohnzimmer zurückzuziehen, schon bei seiner Ankunft vorhanden war oder ob er sich angesichts mangelnder Entspannungsmöglichkeiten zurückzog. Wahrscheinlich zog *und* trieb es ihn in diese Position. Er sah noch nicht einmal übermäßig viel fern oder hörte Musik. Er saß einfach nur frustriert im Sessel und trank Bier. Wechselte sich dieser Zustand anfangs noch mit Phasen ab, in denen er kochte und werkte, so gewannen einige Jahre später die deprimierten, anscheinend regelrecht lähmenden Gemütszustände die Oberhand. Störten wir ihn in seinem Rückzug, konnte das sehr unangenehm für uns werden.

Seine Reizbarkeit wuchs scheinbar, statt sich durch die getroffenen Entspannungsversuche zu schmälern. Unnötig zu erwähnen, dass im Zuge dieser Lebensphase auch immer mehr Bier floss und seine sozialen Kontakte stark abnahmen.

Wir hatten Angst vor dem Motorengeräusch des Transporters, den er fuhr. War mein Vater noch nicht zu Hause, wenn wir aus der Schule kamen, lauerten wir am späten Nachmittag oft am Kinderzimmerfenster. Wie bei den Erdmännchen stand immer ein Kind Schmiere und warnte den Rest der Bande, sobald mein Vater auf dem Parkplatz auftauchte. Wir hatten Angst zu klingeln, wenn wir draußen spielten. Wir waren gerne zu Besuch bei anderen Kindern, brachten aber nur ungern Gäste mit. Die Atmosphäre war in dieser Zeit bereits wie vergiftet und unser Handlungsspielraum wurde immer begrenzter.

Stellten wir in den Augen unseres Vaters etwas an, gab es das, was er blumig »Arschvoll« nannte und obendrein immer mehr demütigende Worte. Teils wurden wir tage- oder sogar wochenlang von ihm ignoriert und aus der Familie ausgeschlossen. Er redete einfach nicht mehr mit dem jeweiligen Kind oder startete sogar mobbingähnliche Attacken. Diese zermürbende Situation konnten wir nur wieder aufheben, indem wir unseren Vater um Entschuldigung baten, für was auch immer wir verbrochen hatten. Meine Mutter drängte uns meist zu diesem Schritt, weil sie die Anspannung nicht mehr ertrug. Nahm sie uns in Schutz, bekam sie die Anfeindungen meines Vaters ebenso zu spüren. Die Gründe für diese Strafmaßnahmen wurden immer lapidarer; so war ich beispielsweise über eine Woche in der Position der Verstoßenen, weil ich eine Mandarinenschale sehr klein zerpflückt und in den Müll getan hatte.

Es gab kaum Menschen, die unsere Familie langfristig begleiteten. In Bezug auf Freundschaften war mein Vater nicht nur sehr launisch, sondern auch auf eine verschrobene Art sehr wählerisch. Spießer, Normalos, Wohlhabende, Intellektuelle, Menschen mit gepflegten Gärten oder höherem Bildungsstand kamen für Freundschaften nicht infrage. Lehrer, Beamte oder jegliche Autoritätspersonen waren ihm ein Dorn im Auge. Hatte eines von uns Geschwistern Probleme an der Schule, brach er einen Konflikt mit dem vermeintlich schuldigen Lehrer vom Zaun, wollte dem einen oder anderen gar »aufs Maul hauen«. Verlor er diese Auseinandersetzungen, was natürlich zu 99 Prozent der Fall war, ließ er seinen Frust wiederum an uns aus und warf uns vor, ihn in diese peinliche Lage gebracht zu haben. Seine Überzeugung, dass grundsätzlich wir die Schuld trugen und jeglichen Ärger im Einzelfall uns selbst zuzuschreiben hatten, wuchs immer mehr und er vermittelte uns das auf sehr eindeutige und demütigende Weise. Mit zwölf Jahren war ich mir sicher, dass er uns alle hasste, dass ich schuld daran war, dass ich in der Schule gemobbt wurde und dass ich sehr hässlich und irgendwie eklig war.

In der siebten Klasse eroberte eine Vertrauenslehrerin mein Herz. Sie war zeitweise der einzige Mensch, der sich mir liebevoll zuwandte und ich erzählte ihr alles, was mich belastete, schrieb sogar Tagebücher, damit sie diese lesen konnte. In meinen Berichten und Tagebucheinträgen kam nicht ein einziges Mal das Wort Bier oder Alkohol vor. Während ich auf diesem Auge blind war, erkannte auch niemand von außen, wie mein Vater die gesamte Familie in Schach hielt. Wir verbrachten unsere Kindheiten mit dem Rücken an der Wand. Angst, Schuld und Scham waren vorherrschende Gefühle und pünktlich mit dem Einsetzen der Pubertät fanden alle vier Kinder irgendein ungesundes Ventil gegen die chronische Anspannung. Bei allen hatte es mit substanzbezogener Sucht zu tun.

Mein Vater war wahrscheinlich ein funktionierender Alkoholiker beziehungsweise das, was man so nennt, um es in eine gesellschaftlich tolerierbare Norm zu quetschen. Niemand in der Familie, nicht er selbst, nicht meine Mutter und erst recht kein Außenstehender, hätte die Ursache der familiären Nöte im Alkoholkonsum meines Vaters vermutet. Ohne Frage hatte auch sein Trinkverhalten eine Ursache und die lag wahrscheinlich in der Unzufriedenheit mit seinem Leben begründet. Beide Elternteile arbeiteten und mussten Geld verdienen, das Verdiente reichte trotzdem nicht für große Sprünge, vier Kinder im Abstand von maximal 2½ Jahren ermöglichten auch in den eigenen vier Wänden so gut wie nie den ersehnten Rückzug und nach einigen Jahren waren meine Eltern einfach ausgebrannt. Um sich Entspannung zu verschaffen, griff mein Vater auf Alkohol zurück und hatte damit anfänglich Erfolg. Mit der Zeit verschlimmerte der Alkohol seine Situation. Er wurde – so schätze ich das rückblickend ein – psychisch abhängig und darunter litt seine Fähigkeit, seine Probleme auf konstruktive Art zu lösen. Er sah sich selbst mit vier Kindern, jeder Menge Entbehrungen und Einschränkungen und all seinen inneren Konflikten in der Falle. Wut, Frustration und Gereiztheit wurden chronisch und ich halte es für unwahrscheinlich, dass er sich selbst noch ertragen konnte.

Einen Großteil der Aggressionen meines Vaters bekam meine große Schwester zu spüren. Es gab eine Situation, in der er sie schon seit Tagen ignorierte. Als wir alle am Essenstisch saßen, platzte ihm ohne erkennbaren Grund der Kragen. Er hatte dieses aggressive Blitzen in den Augen und sagte an uns andere Kinder und unsere Mutter gewandt: »Die Familie isst am Tisch, Arschlöcher fressen auf Klo!« Meine große Schwester musste mit ihrem Teller auf die Toilette gehen. Als sie unter Tränen ihr Essen die Toilette hinunterspülte, verhöhnte er sie lauthals: »Jetzt frisst sie schon beim Scheißen.« Als meine große Schwester etwa 15 Jahre alt war, kam es zu einer gewalttätigen Eskalation. Sie flog unter den Schlägen und Tritten meines Vaters mehrfach quer durch die Küche. Er hatte völlig die Kontrolle verloren. Meine kleine Schwester stand in der Küchentür und schrie einen hohen, spitzen Schrei, den ich nie vergessen werde. Meine Mutter behauptete von den Blessuren, die meine Schwester davongetragen hatte, dass sie vor die Tür gelaufen sei. Kurz darauf saßen meine Eltern beim Jugendamt und erzählten dort einhellig Geschichten von einem angeblich nicht erziehbaren Kind, das Drogen nehme und rumhure. Fortan wohnte meine Schwester in einer vom Jugendamt betreuten WG. In dieser Zeit erlebte ich meinen Vater ständig mit Bier und unter Alkoholeinfluss. Ich kann nicht mit Gewissheit sagen, ob er einen Pegel hielt und ob er körperlich abhängig war, aber rückblickend gibt es Hinweise darauf. Für uns Kinder spielte das eh keine Rolle, denn nicht einmal in dieser schlimmen Zeit hat je jemand das Problem erkannt oder gar beim Namen genannt.

Ich war 14 Jahre alt, als ich das erste Mal von einer ehemaligen Freundin meiner Mutter das Wort »Alkoholproblem« in Verbindung mit meinem Vater hörte. Ich hielt es für stimmig und es erklärte sofort einiges. Gleichzeitig fühlte es sich fremd und übertrieben an. Aufgrund meiner Glaubenssätze, die ich gespeichert hatte, weigerte sich etwas in mir, das ernst zu nehmen oder meinen Vater in einem anderen Licht zu sehen. In meiner Welt war Alkohol etwas Gutes, das Freude und Entspannung brachte, ein harmloses Laster ohne nennenswerte Nebenwirkungen. Scham und Schuld saßen ohnehin schon zu tief und ich fühlte mich verantwortlich, die Familie zu verteidigen.

Nach außen hin war mein Vater ein sympathischer, jovialer Mensch. Er verfügte über einen sehr angenehmen Humor und war äußerst sozial eingestellt, tolerant und aufgeschlossen allen gegenüber, die sich eher am Rande der Gesellschaft bewegten. Sein Lächeln war gewinnend und man fühlte sich willkommen und wohl mit ihm. Er hatte keinerlei Probleme damit, vom Familientyrannen innerhalb von Sekunden umzuschalten auf den netten Kumpel. Hatte er uns eben noch mit erniedrigenden Worten gestraft oder zugeschlagen, konnte er am Telefon mit Stimme und Worten sofort wieder die Sonne aufgehen lassen. Mitunter war das wohl der Grund, warum niemand aus dem Umfeld vermutete, dass bei uns psychische und physische Gewalt immer mehr Raum einnahmen. Ich kann kaum einschätzen, wie meine Mutter zum Alkoholkonsum meines Vaters stand. Entweder hielt sie diesen tatsächlich für harmlos oder sie verharmloste alles, um besser damit umgehen zu können. Sie verglich sein Trinkverhalten oft mit ihrem Zigarettenverbrauch, was natürlich zum einen absurd ist und zum anderen ungeheuer suchtfördernd wirkt. Um sich selbst ihre Nikotinabhängigkeit guten Gewissens erhalten zu können, verteidigte sie den Bierkonsum meines Vaters.

Meine Mutter war keine gute Ansprechpartnerin für unsere Nöte. Sie gab uns eher das Gefühl, selbst an der Situation schuld zu sein. Ich empfand es so, dass sie uns suggerierte, unseren Vater zu seinem Verhalten zu provozieren. Sie wirkte genervt und resigniert, wenn sie nach Hause kam und schon wieder dicke Luft herrschte. Von den immer härter ausfallenden Übergriffen unseres Vaters gegen uns wollte sie nichts hören. Die Gewalt an sich schien sie nicht zu irritieren. Sie fühlte sich eher gestört und um ihre verdiente Ruhe nach der anstrengenden Arbeit gebracht. Im Gegenzug für ihren Rückhalt meinem Vater gegenüber stellte auch er sich oft vor sie und beschützte sie vor uns Kindern, was mir reichlich absurd vorkam. Ich verstand im Einzelnen nicht, warum meine Mutter vor uns geschützt werden musste, aber was daraus resultierte, waren Scham- und Schuldgefühle. Es musste eine Art Gefahr von uns ausgehen. Mein Vater unterstrich das häufig mit der Aussage: »Ich lass' mir von euch meine Frau nicht kaputt machen!« So stand es also: Ein sich liebendes Elternpaar in Bedrängnis gebracht durch die eigenen vier Kinder.

Bis heute fühle ich mich, als würde ich lügen oder übertreiben, wenn ich von früher erzähle. Werde ich gefragt, was die Gründe meines Vaters waren zu trinken, dann sage ich voller Überzeugung: »Naja, er hatte vier Kinder«, und nehme ganz selbstverständlich an, dass alles Weitere damit beantwortet sein müsste. Bis heute zweifle ich daran, dass ich wirklich nennenswert traumatisiert wurde.

Ich glaube eher, nicht genug durchgemacht zu haben, um mich ernsthaft beklagen zu dürfen. Die Ereignisse tauchen in meiner Erinnerung auf und werden in meiner Verarbeitung immer wieder relativiert. Ich weiß, dass ich nicht mit Schilderungen täglicher Prügel beweisen muss, dass ich als Kind unter meinem Vater litt, aber der Impuls, mich zu rechtfertigen und wirkliches Leid nachzuweisen, ist sehr präsent. Ich will jedoch bewusst nicht nur die schlimmsten und dramatischsten Szenen wiedergeben, sondern von allem etwas. Es gab schöne Momente und es gibt auch furchtbare Erinnerungen. Die Bilanz daraus sind allerdings unbestreitbar vier Kinder, die sehr labil in ihr Erwachsenenleben starteten und sich Resilienz und Stabilität erst hart erarbeiten mussten. Über lange Jahre kämpften wir mit eigenen Abhängigkeiten und vielfältigen psychischen Belastungen und das, obwohl wir es besser hätten wissen müssen.

Unsere Familie zählt mit ihrer Geschichte sicher nicht zu den statistisch erfassten Fällen. Wir sind die Dunkelziffer. Es ist mir wichtig aufzuzeigen, dass die generationsübergreifenden Probleme in Zusammenhang mit Alkohol nicht erst dort entstehen, wo die Diagnose Alkoholismus gestellt wird. Ich möchte, dass unsere Definition von Gewalt nicht ausschließlich in Verbindung steht mit Hämatomen, Verbrennungen oder Knochenbrüchen. Sowohl Alkoholprobleme als auch Gewalt beginnen wesentlich früher und bewirken bei Kindern Traumata, die wiederum im Erwachsenenleben für ungünstige Entscheidungen sorgen sowie psychische Probleme und Suchterkrankungen verursachen.

Ich bin mittlerweile 43 Jahre alt, glücklich verheiratet und spät im Leben Mutter geworden. Ich hatte eine Alkoholkonsumstörung, in deren Bezeichnung ich mich bewusst flexibel halten möchte; nicht um mich abzugrenzen vom Klischee-Alkoholiker, sondern um möglichst vielen Menschen Identifikationswert zu bieten. Laut ICD-11[3] litt ich an einer Suchterkrankung, laut dem in den USA angewandten DSM-5[4] an einer schweren Alkoholkonsumstörung und in der Bewegung des Sober-Lifestyle galt ich als Grauzonentrinkerin. So wie mir geht es unzähligen Menschen in Deutschland. Allein in meinem Umfeld beobachte ich die Kriterien der Alkoholkonsumstörung an jedem zweiten Menschen, wobei dies natürlich keine gesicherte Studie darstellt und mitunter dadurch beeinflusst ist, dass ich mein Leben lang mein Umfeld nach seiner Trinkfestigkeit ausgewählt habe, um selbst nicht mit meinen Trinkgewohnheiten aufzufallen.

Nach Sharon Wegscheider passe ich in die Rolle des Helden-Kindes,[5] immer um Perfektion bemüht, unangemessen ehrgeizig, frühreif und mit genauso großen Schuld- wie auch Verantwortungsgefühlen belastet. Teils erschwert diese Rollenverteilung meine Beziehung zu meinen Geschwistern. Ich reagiere noch immer sehr empfindlich bei Kritik oder Auseinandersetzung und vermute unbewusst auch hinter gut gemeintem Rat Missgunst und Konkurrenzkampf. Meine Rolle als Lieblingskind meines Vaters war früher immens wichtig für mich und natürlich musste ich verhindern, dass mich eines meiner Geschwister diesbezüglich überflügelt oder ersetzt. Bis heute ist das geschwisterliche Miteinander deshalb anstrengend für mich.

---

3 Die ICD-11 (International Statistical Classification of Diseases and Related Health Problems) ist die 11. Version einer medizinischen Klassifikation zur systematischen Katalogisierung von Diagnosen. Abhängigkeitserkrankungen sind hier ebenfalls erfasst.

4 DSM-5 (Diagnostic and Statistical Manual of Mental Disorders) ist die fünfte Auflage des bedeutendsten psychiatrischen Klassifikationssystems in den USA. Die Definition von Abhängigkeit weist im Vergleich zum ICD-11 deutliche Unterschiede auf.

5 Rollenmodell nach S. Wegscheider, siehe auch Kapitel 5.

Im Verlaufe meines Lebens wurden bei mir BPS,[6] Bulimie und Burnout diagnostiziert (über die Jahre verteilt in dieser Reihenfolge). Meine Aufarbeitung der Kindheit verlief bruchstückhaft erst ab dem 17. Lebensjahr, nachdem ich durch den Auszug von zu Hause räumliche Distanz schaffen konnte. Wie es die Art meines Vaters war, mit Konflikten umzugehen, brach er den Kontakt zu mir zu dieser Zeit ab, denn ich wandte mich an das Jugendamt, um einen Platz in einer betreuten Wohngemeinschaft zu bekommen. Für meinen Vater stellte dies Hochverrat dar. Auch mit meiner Mutter habe ich in dieser Zeit nicht gesprochen. Diese Phase dauerte beinahe zwei Jahre an und so entstand neben der räumlichen auch eine emotionale Distanz, die ich zur Aufarbeitung nutzen konnte.

Insbesondere bis zum 25. Lebensjahr verlief mein Leben chaotisch. Ich manövrierte mich immer wieder kamikazeartig in Probleme, legte selbstverletzendes Verhalten an den Tag, konnte Beziehungen nicht halten, brach bei Konflikten den Kontakt ab, schmiss ein begonnenes Studium und musste sogar wegen persönlicher Differenzen mit meiner ersten Chefin den Ausbildungsplatz innerhalb der Ausbildungszeit wechseln. Ganz gegen meine bisherige Art war ich plötzlich unstrukturiert und verantwortungslos in meinen Entscheidungen. Ich feierte und trank viel. Mein Umfeld bestand weitestgehend aus trinkfesten, partywütigen und ebenfalls verantwortungslosen Menschen, die viele Probleme hatten. Der Kontakt zu meiner Abi-Clique – zu den Menschen, die einen guten Einfluss auf mich hatten – bröckelte nach und nach. Ich verwarf meine moralischen Grundsätze und lauteren Überzeugungen und war für manche nicht wiederzuerkennen. Ich suchte Probleme und Dramen und fand sie auch zielsicher – fast als ob ich nach außen tragen wollte, wie kaputt ich mich innerlich fühlte.

---

6   Borderline-Persönlichkeitsstörung ist eine psychische Erkrankung einhergehend mit Impulsivität, starken Stimmungsschwankungen und gestörter Selbstwahrnehmung, was Betroffenen häufig massive Probleme in zwischenmenschlichen Beziehungen beschert.

Meinen Alkoholkonsum hatte bis dahin noch niemand hinterfragt und auch ich fand, es sei nichts Ungewöhnliches daran. Dabei hätte es durchaus Anlass zur Sorge gegeben. Ich hatte mehrmals wöchentlich einen Vollrausch inklusive Filmriss, stürzte jedes Mal komplett ab und legte begünstigt durch den Alkohol promiskuitives Verhalten an den Tag. Ich schämte mich einerseits für meine Exzesse, konnte aber andererseits schon nicht mehr zurück. Mit 26 Jahren hatte ich mich nach meinem Ermessen so verrannt, dass ich mich in eine stationäre Therapie überweisen ließ. Behandelt wurde eine Borderline-Persönlichkeitsstörung, nicht etwa eine Alkoholkonsumstörung. Dennoch: Alles, was ich dort lernte, tat mir gut und ich bekam mein Leben wieder in den Griff. Auch in den nächsten zwölf Jahren hielten meine fast immer unmittelbar aufeinanderfolgenden Beziehungen kaum mehr als zwei Jahre, aber beruflich fand ich einen soliden Weg und mental zu altem Ehrgeiz und Verantwortungsbewusstsein zurück.

Mit 38 Jahren lernte ich meinen Mann kennen. Im Rahmen der Therapie hatte man mir schon angekündigt, dass die größten Irrungen sich um das vierzigste Lebensjahr herum beilegen würden. Auch in diesem Fall bestätigte ich das Lehrbuch. Mit dieser Beziehung fühlte ich mich plötzlich im Leben angekommen und alles ging ganz schnell. Ich zog nach drei Monaten zu ihm, war nach einem Jahr schwanger und wir heirateten. Unabhängig davon, dass sich das vielleicht spießig anhört, war das schon immer meine Vorstellung vom guten Leben, nicht das exzessive, das ich zuvor geführt hatte. Eine psychische Abhängigkeit hatte ich mir allerdings zu diesem Zeitpunkt längst zugezogen und merkte sehr bald, dass mich das beschwerte und behinderte und in mein solides Wunschleben einfach nicht mehr passte.

Nach der Geburt meines Sohnes hielt ich noch zwei weitere Jahre an meinen Trinkgewohnheiten fest. Während der Schwangerschaft trank ich nicht und auch in den ersten Monaten der Stillzeit konnte ich mich disziplinieren. Ich deutete dies damals positiv und als Zeichen, dass ich nicht abhängig war. Vor der Schwangerschaft hatte ich mein Trinkverhalten bereits kritisch betrachtet, danach wähnte ich mich im Umgang mit Alkohol in trügerischer Sicherheit. Mir war nicht bewusst, dass abstinente Phasen zu einer Abhängigkeit dazugehören können. Genauso wenig hatte ich damit gerechnet, dass sich mit der Wiederaufnahme meines gewohnten Konsums die Abhängigkeit verschlimmern würde. Es zeigte sich in aller Deutlichkeit, wie sehr meine Abstinenz auf Sand gebaut und wie unreflektiert sie war. Schwanger abstinent zu bleiben war schlicht Gesetz, Pflicht und Selbstverständnis. Das war eingängig genug, um auch mich vom Alkohol fernzuhalten; aber noch während der Stillzeit machten sich eine ungeheure Wut und Neid auf das Leben der Anderen in mir breit. Rückblickend betrachtet spiegelt das natürlich nur wider, dass ein Leben ohne Alkohol in meinen Augen kein gutes Leben und ich längst in der Sucht gefangen war.

Ich versuchte, wieder Anschluss an das trinkstarke Umfeld meines Mannes zu finden. Ohne Alkohol und mit der Verantwortung als Mutter fühlte ich mich ausgeschlossen und oft als Fahrerin und Kinderbetreuung benutzt. Wie ich es auch drehte und wendete, es passte einfach nicht zusammen und meine Vernunft rebellierte regelmäßig, wenn ich Alkohol und Kind kombinierte. Schon längst konnte ich beim Trinken nur unter großer Anstrengung Maß halten und war durch die schlimmer werdenden Kater oft gereizt und überfordert. Meine Wutausbrüche in Anwesenheit meines Sohnes, eines Kleinkindes, erinnerten mich an das Verhalten meines Vaters und ich bekam eine sehr furchteinflößende Ahnung davon, was ihn damals teils zum Unmenschen hat werden lassen.

In der nahen Verwandtschaft gab es niemanden, der mich entlasten konnte. Meine Eltern und Geschwister lebten weit weg und die Schwiegereltern hatten große gesundheitliche Probleme bis hin zum Pflegebedarf. Mein Mann hatte natürlich auch reges Interesse daran,

Anschluss an Freunde und Bekannte zu erhalten. Unnötig zu erwähnen, wie groß auch die Spannungen in unserer jungen Beziehung dadurch waren. Er durfte feiern und bei Freunden sein, ich konnte das nicht. Das Balancieren mit der Abhängigkeit fiel mir immer schwerer. Nicht, dass ich mich bereits als abhängig erkannt hätte, aber ich habe nach Möglichkeiten gesucht, mich nicht länger so ausgeschlossen zu fühlen. Ich war fast immer unzufrieden und wusste, dass ich so unzufrieden war, weil ich meinen Trinkgewohnheiten nicht mehr nachgehen konnte. Etwas in mir wehrte sich gegen diese Fremdsteuerung und wurde immer lauter. Es konnte doch nicht sein, dass ich einen tollen Mann, einen gesunden Sohn und endlich das Leben meiner Vorstellungen hatte und trotzdem zuließ, dass nur der Verzicht auf Alkohol mich unglücklich machte! Letztlich verzichtete ich ja noch nicht einmal. Ich konnte nur nicht so viel trinken, wie meine Abhängigkeit forderte.

In der Konsequenz veränderte und intensivierte sich mein Trinkverhalten. Die Sucht passte sich meinem Leben an. Neben beschämenden Abstürzen auf Feiern betrank ich mich immer öfter allein vor dem Fernseher und führte betrunkene Chats oder Telefonate mit Freunden und Familie. Ich trank verstärkt im Alltag, weil ich durch meine neue Rolle als Mutter nicht mehr so hochfrequent ausgehen konnte. Als ich mich während des Treppenfegens mit einem Dosenbier erwischte, erschrak ich vor mir selbst. Mir wurde klar, dass ich zum einen psychisch abhängig war, und zum anderen, dass meine Abhängigkeit sich verschlimmerte. Meine Abstürze in der Öffentlichkeit führten mir vor Augen, wie würdelos und zwanghaft mein Umgang mit Alkohol bereits war. Das Dosenbier im Hausflur am helllichten Tage hielt mir einen Spiegel vor. Auf meiner Stirn stand deutlich »Machtlosigkeit« geschrieben.

Sucht ist ein Selbstläufer und erhält sich selbst mit allen Mitteln am Leben. Ich kann nicht so richtig erklären, warum es beim Dosenbier im Flur bei mir Klick gemacht hat (und ich meine nicht den

Moment des Öffnens). Wahrscheinlich war in Anbetracht der Umstände einfach überdeutlich, dass Alkohol mehr Geißel als Freund war. Meine Sucht war zu gierig und ihre Einflüsterungen haben mich gefordert und unter Druck gesetzt. Ich habe wohl beschlossen, mich aus ihr zu lösen wie aus einer schlechten Beziehung. Die Aufarbeitung meiner Co-Abhängigkeit als Kind wäre sicherlich hilfreich gewesen, um gar nicht erst in einer eigenen Abhängigkeit zu landen, aber so wie die meisten habe ich das in meinem Leben nie thematisiert. Die Aufklärung darüber fehlt in unserer Gesellschaft komplett.

3. Scham und Schuld: Hürde oder Heilung?

Kinder, die mit alkoholkranken Eltern aufwachsen, werden in eine Co-Abhängigkeit gezwungen. Für sie stellen co-abhängige Verhaltensweisen Überlebensstrategien dar. Es gibt für sie viel zu wenig Hilfsangebote, die zudem nur sehr bedingt greifen. Es fehlt an Aufklärung, guter Präventionsarbeit und nicht zuletzt fehlt oft die Bereitschaft der Eltern zur Aufarbeitung des Leidensweges ihrer Kinder. Scham und Schuld können Abhängige davon abhalten, Traumata anzuerkennen, die sie bei ihren Angehörigen verursachen. Ohne das Bewusstsein, dass problematischer Alkoholkonsum hauptsächlich für die nächsten Mitmenschen schädigend ist, wird sich beim Einzelnen kein Verständnis dafür einstellen, dass wir gesamtgesellschaftliche Veränderungen im Bereich Alkoholkonsum dringend benötigen.

Sofern Alkoholismus nicht offiziell diagnostiziert wird, werden Probleme in Zusammenhang mit Alkohol verleugnet. In der Vorstellung der Gesellschaft ist alles noch unter Kontrolle zu bringen, solange nur keine Diagnose gestellt wurde. Ohne Frage ist das ein absurder Denkfehler. Nur das Fehlen eines Stücks Papier macht den Weg in die Abstinenz nicht leichter und selbst eine Diagnose ist noch längst kein Garant, dass die Nöte der Angehörigen erkannt oder therapiert werden. Belastungen und Traumata des nahen Umfeldes erreichen die Öffentlichkeit nicht. Studien und Erhebungen erlangen nur geringe Aufmerksamkeit. In den Therapien gehen seelische Verletzungen der Kinder unter und ihre Probleme finden kaum Erwähnung. Familien nicht-diagnostizierter Alkoholiker wenden sich nur selten an die Selbsthilfe und damit es zu einer Diagnose kommt, muss sehr viel passieren.

Wenn ich im Folgenden von »uns« spreche, dann meine ich an dieser Stelle alle Eltern mit Suchterkrankung, riskantem Konsum und nicht zuletzt jene mit einer Co-Abhängigkeit. Wenn ich »wir« sage, möchte ich sowohl an unsere gesellschaftliche Verantwortung als auch an unsere gemeinsame Stärke erinnern. Wir müssen mit unseren Problemen nicht allein bleiben und wir sind schon groß. Wir können uns Hilfe holen und das Hilfsangebot ist umfangreich. Sober ist im Trend, Sober ist Lifestyle und Alkoholismus wird immer mehr entlarvt als das, was er ist: eine Krankheit, die Betroffene und Angehörige in großes Unglück stürzt, weitreichende soziale Folgen für alle hat und wesentlich früher beginnt, als bislang öffentlich anerkannt wird. Offiziell alkoholabhängige Menschen dürfen sich notwendige Hilfe holen und stehen dafür sogar in der Verantwortung, aber dass Betroffene im Zuge einer Abhängigkeit ihren Angehörigen Leid zugefügt haben, wird in Therapien weiterhin ausgeblendet.

Therapien in der Suchthilfe stärken derzeit sehr einseitig den Suchtkranken und vernachlässigen involvierte Angehörige sowie das gesellschaftliche Gefüge. Ohne Frage sind Selbstfürsorge, Selbstwirksamkeit und Selbstwertempfinden von großer Bedeutung für jemanden, der eine Abhängigkeit hinter sich lassen möchte. Die Verantwortung für die eigene Person stellt in meinen Augen aber nur eines von drei wichtigen Standbeinen dar. Die eigene körperliche und seelische Gesundheit ist als alleiniges Motiv nicht nachhaltig genug.

Das zweite wichtige Standbein muss deshalb die Verantwortung für unsere Mitmenschen sein. Diese Einsicht hat das Potenzial, uns gesund zu erhalten, und ist Motivation und Mahnung zugleich. Das Annehmen dieser Verantwortung würde völlig neue Maßstäbe setzen, denn mit dem Bewusstsein, dass bereits Rausch- und Risikokonsum Gift für eine familiäre Atmosphäre sind, hat der stark suchtfördernde Einfluss der Gesellschaft und des Umfelds weniger Macht. Sobald öffentlich reflektiert würde, wie umfassend die Belastungen für die Angehörigen sein können, die mit Alkoholismus einhergehen, müssten sich Außenstehende mit bagatellisierenden Äußerungen oder Ermutigungen zum Trinken stark zurückhalten. Das individuelle Rückfallrisiko würde enorm gemindert und gleichzeitig der Wille zur Veränderung sehr viel früher und stärker beim einzelnen Betroffenen einsetzen.

Das dritte Standbein ist, zu verstehen, wie tief Alkohol in unserer Gesellschaft und Kultur verankert ist, wie vehement er verteidigt wird und welchen Einfluss das auf jeden einzelnen Konsumenten nimmt. Ohne dieses Wissen ist kaum begreifbar, warum die eigene Familie weiter Alkohol trinkt oder einem immer wieder gedankenlos in der Öffentlichkeit Alkohol angeboten wird, während man nach erfolgreichem Entzug um seine Abstinenz kämpft. Ohne diese Zusammenhänge zu benennen, wird jeder abhängige Mensch weiterhin als bedauerlicher Einzelfall betrachtet und durch eine Therapie von der Gesellschaft abgespalten.

Ich möchte anregen, dass wir unsere Möglichkeiten erkennen. Das Überwinden einer Alkoholabhängigkeit soll über das Erreichen der eigenen glücklichen Abstinenz hinausgehen. Wir müssen hin zu einem bewusst familienorientierten statt fast ausschließlich suchtkrankenorientierten Denken und Handeln. Wir müssen unser eigenes erwachsenes Verhalten hinterfragen.

Aus jeder Emotion kann man entweder Kraft schöpfen oder sich ihr ergeben. Scham- und Schuldgefühle haben ihre Daseinsberechtigung und ich kann sie nutzen, um etwas Gutes zu bewirken. Unsere Emotionen sind Wegweiser und Warnzeichen. Sie zeigen uns, dass etwas in Schieflage geraten ist und das sollten wir nicht ignorieren. Was wir getan haben und die Fehler, die wir begangen haben, werden nicht durch die Bewältigung der Sucht revidiert und deshalb verschwindet auch die Scham nicht gemeinsam mit der letzten Flasche im Altglascontainer.

Es gibt im Zusammenhang mit Suchterkrankungen und den Folgen kaum jemanden, der den ersten Stein werfen dürfte. Niemand ist frei von Verantwortung und die Wenigsten sind frei von Schuld. Risikokonsumenten, Genusstrinker, Quartalssäufer und Spiegeltrinker, Co-Abhängige, Lobbyisten, Unternehmer und Befürworter unserer deutschen Trinkkultur; das Gros der Gesellschaft schwimmt mit dem Alkoholstrom und verteidigt diese legale Droge als sozialen Kitt, Stimmungsaufheller und Genussmittel. Die gewachsenen Strukturen um Alkohol lassen vermeintlich jeden gewinnen und erst wenn Schaden entstanden ist, wird deutlich, dass da ein Fehler im System ist.

Auch aus der Co-Abhängigkeit heraus, als vermeintliches Opfer, sollte man sehr vorsichtig mit dem Zu- und Abweisen von Schuld sein, zumal sich das eigene Leben, Handeln und Streben oft ausschließlich um den süchtigen Partner dreht. Die Kinder bleiben außen vor, werden vernachlässigt und dann auch noch in Rollen gedrängt, die nicht annähernd altersgerecht sind.

In Selbsthilfegruppen lernen wir als Abhängige Selbstfürsorge. Für den Start in ein nüchternes Leben ist das hilfreich, seine Grenzen zu kennen und zu wahren, Perfektionismus und überhöhte Ansprüche an sich selbst abzulegen und die eigene Krankheit nicht durch Leistung zu kompensieren. Einige der wichtigsten Trigger hat man damit auch schon erschlagen: Stress, Überforderung, Druck, Schuldgefühle und Ängste. Ich unterstütze dieses Vorgehen bis zu einem gewissen Punkt, kritisiere aber die damit einhergehende Stagnation in der Aufarbeitung. Wir müssen das Leid unserer Angehörigen genauso thematisieren wie unser eigenes. Selbstfürsorge darf niemals als Rechtfertigung für Verdrängung oder Verleugnung gelten, denn unsere Suchterkrankung fügt unseren Angehörigen Schaden zu.

Ich trage als Elternteil die Verantwortung für die Gesundheit meiner Kinder. Mein Partner und andere erwachsene Menschen aus meinem Umfeld können sich aus eigener Selbstfürsorge heraus therapieren lassen, aber meine Kinder können das nicht. Eltern sind für die seelische Gesundheit ihrer Kinder genauso verantwortlich wie für Zahnarzttermine und Vorsorgeuntersuchungen. Wir vernachlässigen unsere Kinder, sollten wir uns als suchtkranke Eltern dieser Verantwortung aufgrund von Scham- und Schuldgefühlen nicht stellen. Wenn wir unangenehme Emotionen, die aus unserem eigenen Fehlverhalten resultieren, wegwischen, werden wir künftig auch bei anderen Betroffenen weiterhin wegschauen.

Der richtige Umgang mit Schuld und Scham ist aus meiner Sicht schon deshalb jedem angeraten, weil er das stärkste und dauerhafteste Motiv darstellt, langfristig nüchtern zu bleiben. Ich will meiner Familie nie wieder meine Sucht zumuten. Ich will aus Scham und Schuld lernen, Verantwortung übernehmen und die Opferrolle abstreifen.

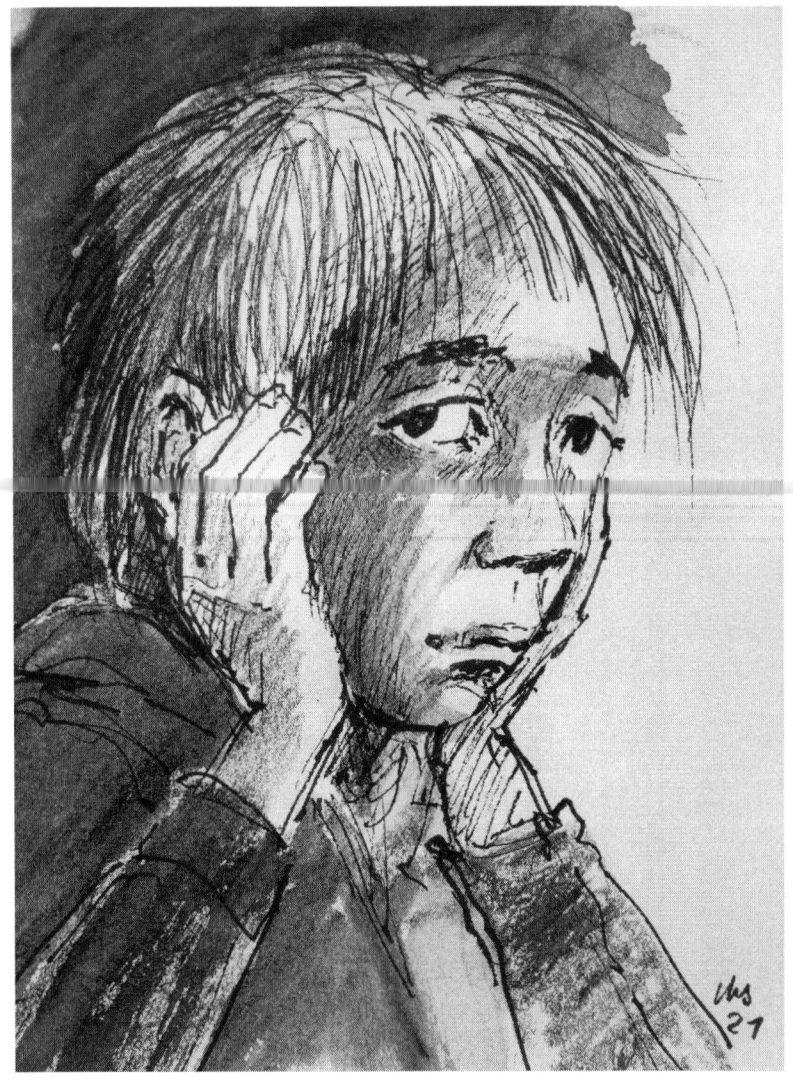

4. Komm, wir spielen Alkoholikerfamilie!

Zwei amerikanische Autorinnen beobachteten in den 1980er-Jahren völlig unabhängig voneinander das Einnehmen bestimmter Rollen bei Kindern in Suchtfamilien. Sie arbeiteten verschiedene Verhaltensmuster heraus, die Kinder unter diesen Bedingungen ausprägen. Die Übernahme einer Rolle geschieht dabei nicht bewusst oder berechnend, sondern sukzessive als Reaktion auf die Belastungen. Kinder kompensieren intuitiv Missstände, um das dysfunktionale Familiensystem wieder zu stabilisieren. Sharon Wegscheider veröffentlichte im Jahr 1988 folgende Darstellung:

Der »Held« wird typischerweise vom ältesten Kind besetzt. Die Rolle ähnelt der eines Erwachsenen oder Elternteils. Das Kind übernimmt deren Aufgaben, ist häufig in der Schule erfolgreich und wirkt erwachsener und reifer, als es seinem Alter entspricht. Im Beziehungsgeflecht der Eltern übernimmt es mitunter die Rolle der Vertrauensperson bzw. des Ersatzpartners.

Das »schwarze Schaf« zieht im Gegensatz zum Helden durch Versagen oder aggressives Verhalten negative Aufmerksamkeit auf sich. Dadurch lenkt dieses Kind vom tatsächlichen Familienproblem, dem Alkohol, ab. Häufig handelt es sich hierbei um das zweite Kind.

Das »stille Kind« schützt sich, indem es unsichtbar wird. Es stellt keine Anforderungen, äußert keine Meinung und geht Konflikten aus dem Weg, bekommt aber dafür weder positive noch negative Aufmerksamkeit. Häufig flüchtet es in Tagträume.

Der »Clown« entspannt die Atmosphäre mit seiner aufgeweckten und fröhlichen Art. Dadurch sind ihm Beachtung und Sympathie der anderen Familienmitglieder sicher. Er wird aber oft nicht ernst genommen und neigt zu Hyperaktivität.

Claudia Black nimmt – ebenfalls im Jahr 1988 – eine etwas ande-re Aufstellung vor:»Das verantwortungsbewusste Kind« bei Black entspricht der Rolle des Helden bei Wegscheider, das schwarze Schaf nennt sie»das ausagierende Kind« und das stille Kind ist bei ihr»das fügsame Kind«. Anstatt der Rolle des Clowns hat Claudia Black als vierte Rolle»den Friedensstifter« entwickelt. Dieser ist der Trostspender in der Familie und versucht die anderen aufzumuntern, so als ob er für alles Leid im heimischen Umfeld verantwortlich ist.

Zwei Jahre später ergänzt die Pädagogin Ursula Lambrou die Theorie um ihre Beobachtungen. Sie unterteilt in fünf Rollen:»das verantwortungsbewusste Kind«,»das auffällige Kind«,»das un-sichtbare Kind«,»das Chamäleon« und»das unterhaltsame Kind«. Sie lehnt in ihren Ausführungen deutlich an die beiden Vorreiterin-nen an und löst die Unterschiede auf, indem sie sowohl Wegschei-ders Clown als auch Blacks Friedensstifter jeweils eine eigene Be-zeichnung gibt.

Durch Robert Ackermann kommt eine weitere Rolle, die des »Unverletzten«, hinzu. Er ist damit der Einzige, der auch eine psy-chisch gesunde und stabile Entwicklung als Option bereithält.

Kinder alkoholkranker Eltern nutzen diese Rollen, um sich zu schützen. In der Kindheit ziehen sie also durchaus viele Vortei-le daraus. Die Einnahme einer Rolle stellt eine Anpassung an die ungünstigen Bedingungen dar und holt das Beste aus den Gege-benheiten heraus. Es gilt der Grundsatz: Negative Aufmerksam-keit ist besser als keine Aufmerksamkeit. Dies soll natürlich die Misere in keiner Form schönreden, denn wer am meisten von die-ser Scharade profitiert, das ist der süchtige Elternteil. Sämtliche Verhaltensmuster sind auf Anpassung, Fügsamkeit, Loyalität und Schweigen ausgelegt. Oft übernehmen Kinder Aufgaben, die den Eltern vorbehalten sein sollten. Auch ein dysfunktionales System muss schließlich am Laufen gehalten werden. Als wären sie durch das Fehlverhalten der Eltern nicht bereits genug belastet, schultern

Kinder aus Alkoholikerfamilien oft übermäßige Verantwortung, erledigen den Haushalt, regeln Organisatorisches oder fungieren sogar als Ersatzpartner. Sie sind im Auftrag der Sucht unterwegs, besorgen Alkohol, verstecken ihn oder schütten ihn weg, vereinbaren Termine bei der Suchtberatung oder beim Arzt und versuchen, die emotionalen Folgen des Entzugs zu kompensieren.

Alkoholkranke Eltern neigen in ihrer Überforderung, Sucht und Kinderbetreuung zu vereinbaren, zu übergriffigem Verhalten und Gewaltanwendung. Auch sexuelle Übergriffe oder Misshandlungen kommen in Alkoholikerfamilien überdurchschnittlich häufig vor. Wer im Haushalt mit einem alkoholkranken Menschen lebt, steht oft mit dem Rücken zur Wand. Noch bis ins Erwachsenenalter sind Verhaltensmuster geprägt durch Anspannung, Unberechenbarkeit und Furcht. Betroffene Kinder werden zum Schweigen erzogen und bekommen vermittelt, dass ihre Wahrnehmungen falsch sind. So verlieren sie den Kontakt zu sich selbst und können kein Selbstvertrauen entwickeln. Diese Kinder verstecken ihre Gefühle und können mit negativen Emotionen kaum umgehen. Gesunde Intuition wird durch ungeschriebene Gesetze ersetzt. Sehr eindrücklich hervorgehoben und beschrieben werden drei dieser Gesetze in dem Infoblatt von NACOA: »Kinder in alkoholkranken Familien«:

– *»Rede nicht!* Dies führt zu tiefen Schamgefühlen. Den Kindern wird vermittelt, dass ihre Familie anders oder nicht normal ist. Die Isolation, in die sich süchtige Familien in ihrem Schutzbedürfnis begeben, bedeutet für die Kinder oft, dass sie keine Spielkameraden mit nach Hause nehmen dürfen. Um dem Gesetz *Rede nicht!* zu entsprechen, sind Kinder alkoholkranker Eltern oft gezwungen, gegenüber anderen Kindern, deren Eltern, Lehrern und Erziehern Lügengeschichten zu erzählen.«

–»*Vertraue nicht!* Dieses Gesetz stürzt die Kinder in Verwirrung, weil die eigenen Wahrnehmungen von den Eltern negiert werden. Bei den Kindern stellt sich ein Gefühl ein, nicht in Ordnung zu sein, weil sich die eigenen Wahrnehmungen nicht mit dem decken, was die Eltern sagen. Der Kontakt zum eigenen Ich wird hierdurch gestört bzw. kann nicht gesund entwickelt werden.«

–»*Fühle nicht!* Dies führt dazu, dass die Kinder den Kontakt zu ihren Emotionen verlieren. Gefühle von Trauer, Schmerz, Wut und Angst können von ihnen nicht ausgedrückt werden und werden bis ins Erwachsenenalter hinein eingekapselt. Diese Abwehr der eigenen Gefühle ist schmerzhaft und kann später dazu führen, dass diese Kinder zu den gleichen Bewältigungsstrategien greifen, die sie durch das Vorbild der Eltern kennengelernt haben: Alkohol, Zigaretten, Tabletten, Drogen.«[7]

Häufig entwickeln die Kinder Schuldgefühle und existenzielle Scham. Das bedeutet, sie glauben, dass ihre Existenz der Grund ist, warum die Familie nicht glücklich und harmonisch leben kann. Vielfach bekommen sie das sogar gesagt. Daraus entstehen Schuldgefühle darüber, am Leben zu sein. Schuld und Scham versuchen sie mit Leistung zu kompensieren. Die Daseinsberechtigung scheint erarbeitet werden zu müssen. Einfach nur da zu sein ist nie genug und nicht okay. Dies ist auch der Grund, warum sie im Erwachsenenalter so häufig suchtkranke Partner wählen, denn hier können sie in der Kindheit Erlerntes wieder anwenden. Kinder aus Alkoholikerfamilien haben oft ihr Leben lang das Gefühl, nicht genug zu sein und sich Liebe verdienen zu müssen. Eine naheliegende Möglichkeit dazu bietet die aufopferungsvolle Fürsorge für einen Süchtigen. Dies haben sie in der Kindheit gelernt und verinnerlicht, hier liegen ihre Stärken.

---

7   NACOA Infoblatt: Kinder in alkoholkranken Familien / www.nacoa.de.

Das Zusammenleben mit einem Süchtigen sensibilisiert ein Kind für die Emotionen und Launen des Gegenübers. Die gesamte Kindheit ist eine harte Schule der Empathie. Die Fähigkeit, das süchtige Elternteil und seine Stimmungen abzuschätzen, ist lebensnotwendig und wird täglich unbewusst trainiert. Das ständige Kontrollieren führt zu einer starken Einschränkung an Lebensfreude und Spontanität. Noch als erwachsene Menschen sind diese Kinder enorm misstrauisch und ängstlich, immer in der Erwartung, emotional verletzt zu werden, und in der Annahme, nicht um ihrer selbst willen geliebt werden zu können. Im eigenen Erwachsenenleben stoßen sie auf mannigfaltige Widerstände, weil sie Verhaltensmuster aus der Kindheit weiterhin anwenden. Misstrauen, Scham- und Schuldgefühle, ein überhöhtes Bedürfnis nach Kontrolle und Selbstzweifel stehen einem erfüllten Leben im Weg. Paarbeziehungen fallen Betroffenen schwer und sind deshalb oft nicht von Dauer. Vielen sind die Zusammenhänge mit den Belastungen ihrer Kindheit gar nicht bewusst.

Die Gefahr, selbst eine Abhängigkeit zu entwickeln, ist bei Kindern aus Alkoholikerfamilien um das Sechsfache höher. Viele greifen zu denselben Strategien, Schmerz zu vermeiden, wie ihre Eltern. Ein Drittel dieser Kinder entwickelt im Erwachsenenleben selbst substanzbezogene Abhängigkeiten, ein weiteres erkrankt psychisch, wobei es hier sogar noch eine nicht unerhebliche Schnittmenge gibt. Nur das verbleibende Drittel schlägt einen durchaus stabilen Lebensweg ein. So wie in der Kindheit das Einnehmen von Rollen seine Vorteile bietet, können erlernte Verhaltensmuster und Schemata sich auch im Erwachsenenleben als günstig erweisen. Oft verfügen diese Menschen über ein hohes Maß an Selbständigkeit, Zuverlässigkeit, Verantwortungsbewusstsein, Reflexion und Menschenkenntnis.

»Was sich in Deinem Leben heute falsch anfühlt,
hat als Überlebensstrategie in Deiner Kindheit begonnen.«
Sophie Huehne

Das ewige Kind

Ich bin der Vater, der sein Wort nicht hält,
die Mutter, die mit dem Messer droht.
Ich bin der Vater, der im Flur umfällt.
Ich bin die Mutter, die schläft, wie tot.
Ich bin der Vater, der seinen Gürtel auszieht.
Ich bin die Mutter, die nichts unternimmt.
Ich bin das Kind, das vor'm Vater kniet.
Ich bin das Kind – das ewige Kind.

Wir sind die Eltern, werden nicht respektiert.
Wir sind die Eltern, die gefürchtet sind.
Wir sind die Großeltern, schweigen pikiert.
Wir sind die Hand, unsere Wut ist blind.
Wir sind das Glas, das schellend zerbricht.
Wir sind das Gör, das sich nicht benimmt.
Liebe und Wärme verdienen wir nicht.
Wir sind das Kind – das ewige Kind.

Wir, so viele, sind die Kollegen.
Wir schauen weg – tun, was zu tun ist.
Wir halten den Mund, nur nicht aufregen!
Wer weiß, wann Du selbst mal in Nöten bist.
Wir sind die Frauen, die retten könn'.
Morgen ist Schluss damit, morgen bestimmt.
Wir sind die Kumpel, die sich auch mal was gönn'.
Wir sind das Kind – das ewige Kind.

Emelie Wineke, Michael Helfmann

5. Erste Schritte: Saufen lernen

Wenn es um die Verteidigung des eigenen Alkoholkonsums geht, werden Menschen sehr erfinderisch. Selbst das Argument der Vorbildfunktion für die eigenen Kinder wird kreativ außer Kraft gesetzt. Viele denken sich pseudowissenschaftliche Fakten aus, die dann in etwa so klingen können:

– Ob man süchtig wird oder nicht, liegt an der Persönlichkeit und nicht an meinem Vorbild. Es gibt einfach klassische Suchttypen.
– Natürlich trinke ich Alkohol, wenn mein Kind dabei ist. Wie soll es denn sonst lernen, verantwortungsvoll damit umzugehen?
– Mein Sohn trinkt mit 14 sein erstes Bier und das bekommt er von mir in die Hand gedrückt. Mir ist doch lieber, ich bin dabei, als dass er heimlich mit Kumpels säuft.
– Je mehr ich etwas verbiete, desto interessanter wird es doch nur. Ich bin da locker.
– Ein guter Wein gehört für mich zum Essen. Ich schränke mich doch nicht ein, nur weil…

Ich möchte diesen tradierten Glaubenssätzen einige Fakten gegenüberstellen, um an ihrer allgemeinen Akzeptanz zu rütteln:

– Schon im Alter von zwei Jahren sind Kinder in der Lage, alkoholische Getränke von anderen zu unterscheiden. Ab dem vierten Lebensjahr entwickeln sich bei ihnen erste positive oder negative Assoziationen zu Alkohol.

- Kinder verinnerlichen das Alkoholkonsumverhalten von Erwachsenen schon in jungen Jahren, auch wenn sie selbst erst im Jugendalter Alkohol trinken.
- Schon vier- bis sechsjährige Kinder ordneten im Rahmen einer Befragung erwachsenen Personen signifikant häufiger Alkohol zu, wenn sie regelmäßig die Eltern beim Alkoholkonsum beobachteten.
- Bereits dann, wenn Eltern nur einmal pro Woche Alkohol trinken, betreiben deren Kinder im Erwachsenenalter doppelt so häufig Rausch- und Risikokonsum wie Kinder abstinent lebender Eltern.
- Kinder von Eltern mit lockerer Einstellung zum jugendlichen Alkoholkonsum trinken öfter und exzessiver. Sie fangen auch häufiger überhaupt erst an, Alkohol zu sich zu nehmen.
- Zur Begünstigung eines dauerhaft risikoarmen Konsums ist es mitunter entscheidend, dass Rauscherfahrungen möglichst spät im Leben gemacht werden.
- Mindestens bis zum einundzwanzigsten Lebensjahr erfolgen im Gehirn wichtige Umbauprozesse, die durch Alkohol gestört werden können. In dieser Zeit kann Alkohol schon in kleinen Mengen erheblichen Schaden anrichten. Richtwerte für einen risikoarmen Konsum gibt es für diese Altersgruppe daher nicht. Jeder Alkoholkonsum ist ungesund.
- Eltern wird empfohlen, Trinkverbote auszusprechen. Feste Regeln werden von Kindern und Jugendlichen am ehesten akzeptiert, wenn ansonsten harmonische und liebevolle Familienstrukturen bestehen.

Auch interessant:

- Laut einer Studie gehen zwei Drittel der befragten Eltern davon aus, dass sie beim Alkoholkonsum Vorbild sein müssten. Dabei weist jedoch wiederum fast ein Drittel (32 Prozent) dieser Gruppe selbst ein riskantes Trinkverhalten auf.

– Auch wenn Eltern nur wenig trinken, kann dies das Bild, das ihre Kinder von ihnen haben, negativ beeinflussen. Egal, ob ihre Eltern viel oder wenig trinken, Kinder beider Gruppen gaben an, sich für ihre Eltern zu schämen oder Angstgefühle bezüglich ihrer Eltern und Alkohol zu empfinden.

Ausreden werden leider nicht zu Fakten, auch wenn man sie noch so oft wiederholt. Viele von uns wissen sehr genau, wie man als Eltern seinen Kindern ein gutes Vorbild ist und auch wie wichtig die eigene Vorbildfunktion ist.

Ich erinnere mich sehr lebhaft an das schlechte Gewissen, das ich meinem zweijährigen Sohn gegenüber empfand, als ich noch – und das nicht selten in seiner Gegenwart – getrunken habe. Ich wusste, wie falsch das war, aber ich konnte mich lange Zeit nicht disziplinieren. Auch das ist ein Kriterium für eine Abhängigkeitserkrankung. Der Konsum wird fortgesetzt trotz möglicher negativer Folgen.

Wenn es um den ersten legalen Alkoholkonsum im Leben eines jungen Menschen geht, sind viele Eltern unmittelbar mit Vollendung des 14. Lebensjahres bereit, ihren Sprösslingen das begleitete Trinken zu ermöglichen. Eltern, die dies nicht gutheißen, müssen sich gefallen lassen, dass das Umfeld sich einmischt und ihre Haltung infrage stellt. Jugendliche sehnen den ersten Rausch oft herbei und wissen auch sehr genau um ihre Möglichkeiten. Das Jugendschutzgesetz dreht sich zu großen Teilen um den Schutz unserer Kinder vor Medien, die nicht altersgerecht sind. Das Thema Alkohol ist gerade mal einen von dreißig Paragraphen wert. So ist es nicht verwunderlich, dass wir alle völlig falsche Vorstellungen davon haben, wie schädlich Alkohol tatsächlich für einen jungen Menschen ist.

Die Ansicht, dass Trinkverbote für Jugendliche kontraproduktiv sind, ist weit verbreitet. In allen anderen Lebensbereichen werden Kindern mehr oder weniger angemessene Grenzen diktiert, aber hier setzt der gesunde Menschenverstand plötzlich kollektiv aus. Wir reden uns damit heraus, dass Regeln angeblich nicht akzeptiert werden und das Verbotene noch attraktiver machen. Unsere Einstellungen zum Alkoholkonsum von Jugendlichen sind damit eindeutig suchtfördernd. Die Motive sind im Detail unterschiedlich, aber im Großen und Ganzen geht es darum, sich dem allgemeinen Umgang mit Alkohol anzupassen, niemanden zu kritisieren oder selbst als übermäßig korrekt herauszustechen. Niemand will den Spielverderber oder Streber geben. Coole Eltern sind angesagt und ein unbekümmerter Umgang mit Alkohol ist en vogue. Auch der eigene Alkoholkonsum wird den allgemeinen Gepflogenheiten angepasst. Dies beginnt beim obligatorischen Anstoßen mit Sekt und endet damit, dass wir beide Augen zudrücken, wenn jemand aus dem Umfeld offensichtlich stark alkoholisiert Auto fährt. Wenn Eltern sich selbst schon dem gesellschaftlichen Druck gebeugt haben, ist es natürlich umso schwerer, den Kindern glaubwürdige Trinkregeln aufstellen zu wollen.

Wir suggerieren unseren Kindern, dass ein verantwortungsbewusster Umgang mit Alkohol – einer Droge – nicht nur möglich, sondern auch die Lösung aller Widersprüchlichkeiten ist. Um diesen Standpunkt glaubhaft zu vertreten, müssen wir auch sämtliche Anzeichen einer Abhängigkeit an uns selbst verleugnen. Nicht nur, dass wir unsere Kinder in den Gebrauch von Alkohol ähnlich einführen wie in sexuelle Themen – es als eine Art Ritual zum Übergang ins Erwachsenenleben kultivieren –, wir bieten auch gar keine Alternativen an. Die Option eines abstinenten Lebens wird kaum je zur Sprache gebracht. Alkohol ist Kultur, Normalität und unabwendbarer Bestandteil des Lebens, wie die Ergreifung eines Berufes, die Wahl eines festen Partners oder der Führerschein. Wann haben wir die Fähigkeit verloren, über den Tellerrand – oder in diesem Fall über den Glasrand – zu schauen?

Begleitetes Trinken ist eine Notlösung, weil wir wissen, dass wir es nicht schaffen, unseren Kindern Alkohol bis zum 18. Lebensjahr zu verwehren. So wie wir den Umgang mit Spirituosen vorleben, ist absolut nicht nachvollziehbar, wie giftig und gefährlich deren Konsum tatsächlich ist. Nach meinem Dafürhalten sollten Eltern abstinent leben oder zumindest nicht in Gegenwart ihrer Kinder trinken. Wo liegt das Problem, wenn wir den Alkohol doch alle so gut im Griff haben? Ist es wirklich der Genuss, auf den wir nicht verzichten wollen? Ist es das bloße Ignorieren der Risiken? Ist es uns den Verzicht nicht wert, unseren Kindern die Chance auf ein abstinentes Leben zu geben? Lieber versuchen wir anscheinend, die durch uns bewirkten Fehlprägungen über halbherzige Prävention wieder geradezubiegen.

Ich war neulich auf einer Waveparty. Das ist eine Veranstaltung mit freiem Tanz oder wahlweise Kontaktimprovisation, je nach Gusto. Niemand hat auch nur einen Tropfen Alkohol getrunken. Die Stimmung war ausgelassen bis euphorisch. Es gab auch keine anderen berauschenden Substanzen. Wir tranken Tee und Wasser und trugen ein Buffet mit selbst gemachtem Fingerfood zusammen. Alles war sehr alternativ gehalten und auf eine gesunde Lebensweise ausgelegt und trotzdem bewegten wir uns am Rande der Gesetzlosigkeit: Es war ein siebenjähriges Mädchen in Begleitung ihres Vaters bei uns. Beide blieben bis kurz nach 24:00 Uhr. Da können Sie mal sehen, wie abenteuerlich, wild und verwegen das abstinente Leben sein kann.

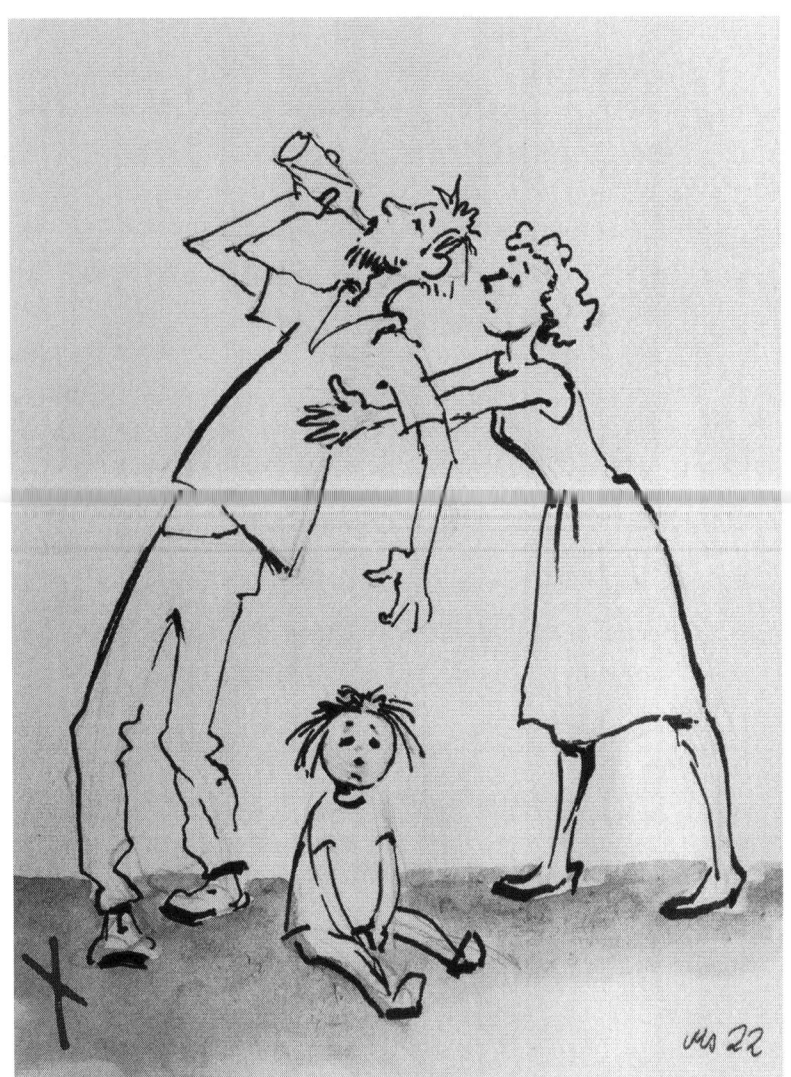

6. Die generationsübergreifende Fehlprägung

Hallo, ich heiße Michael und ich bin Alkoholiker. Ich habe seit 11.680 Tagen keinen Tropfen Alkohol mehr getrunken... So oder ähnlich könnte ich während meiner Vorstellung in einer Gruppe der Anonymen Alkoholiker klingen. Nicht ohne Grund wird das seit Bestehen der AA so praktiziert. Das Problem beim Namen zu nennen, gehört zu den Grundsätzen der Vereinigung. Ich persönlich habe mich für eine Mitgliedschaft bei den Guttemplern entschieden, wo der Austausch in den Selbsthilfegruppen etwas weniger starr geregelt stattfindet. Trotzdem stehe ich nur zu gerne jedem interessierten Menschen Rede und Antwort, wenn es um meine Suchterkrankung geht, weil ich dadurch dazu beitrage, die Tradition der Fehlprägung zu unterbrechen.

Nicht jeder, der mit Alkohol in Kontakt kommt, wird auch abhängig. Alkohol ist unbestritten eine Droge und es gibt sogar Nachweise, dass in Einzelfällen bereits das erste Glas in die Abhängigkeit geführt hat, aber die Regel ist das eher nicht. Alkoholismus wird durch gewisse Faktoren begünstigt und einer der ausschlaggebendsten Faktoren ist das soziale Gefüge um das Individuum.

Mit meinem heutigen Wissen und den Erfahrungen, die ich sammeln konnte, würde ich meine Familie und deren Bezug zum Alkoholkonsum etwa so beschreiben: Als Kind erlebte ich, wie unbekümmert meine Familie mit Alkohol hantierte. Beide Großväter tranken gerne Wein oder Bier und auch mein Vater war selten abgeneigt. Mein Vater wurde zwar erst alkoholabhängig, als ich selbst erwachsen war; seit ich allerdings selbst so umfassend über Alkoholsucht und ihre Entstehung informiert bin, sehe ich rückblickend bei meinen Eltern die Entwicklung hin zum problematischen Konsum.

So lautete die Rechtfertigung für den Klaren nach dem Essen ursprünglich, dass er bei der Verdauung helfe, und einige Jahre später, dass man es sich schließlich verdient habe. Bei Familienausflügen in Restaurants oder Gaststätten gehörten das Bier während des Essens und der Abschlussschnaps ganz selbstverständlich dazu. Zum einen zeigt sich hier, wie Alkohol als Belohnung genutzt wurde, und zum anderen wurde mir dessen ausgiebiger und regelmäßiger Genuss bedenkenlos vorgelebt.

Mein Vater und meine beiden Großväter nutzten Alkohol nicht nur recht regelmäßig, sondern auch gezielt zur Aufhellung der Stimmung. Meine Großväter bekamen gute Laune und ich fühlte mich in dieser Atmosphäre sehr wohl. Sie machten Witze und neckten mich. Sie rieben ihre Dreitagebärte an meiner Wange, was ich als zärtliches Aufziehen empfand. Der Geruch von Alkohol verband sich für mich mit Heiterkeit und liebevoller Zuwendung. Als Kind und Jugendlicher fand ich das sehr angenehm. Alle lachten unter Alkoholeinfluss wesentlich mehr, die Atmosphäre war entspannt und harmonisch und auch mir wurden im Rahmen weinseliger Familienunternehmungen mehr Zugeständnisse im Hinblick auf Genuss gemacht. Es durfte dann mit Vollendung des 14. Lebensjahres für mich auch mal ein Apfelwein sein. Ich spürte, dass man sich in diesen Augenblicken etwas gönnte. So wurde mir früh bewusst, dass Alkohol ein fester Bestandteil von gemeinsamen schönen Momenten und festlichen Anlässen war und dass er zu einem Gefühl der Zusammengehörigkeit und des Genusses beitrug.

Bis zu meinem 15. Lebensjahr trank ich allenfalls in Begleitung von erwachsenen Familienmitgliedern Alkohol und das auch nur äußerst selten, entwickelte aber unmittelbar nach dem ersten eigenständig getrunkenen Glas ein sehr bedenkliches Trinkverhalten. Blackouts waren von Beginn an nahezu die Regel, ich kombinierte Bier mit Hochprozentigem, war bei Faschingsveranstaltungen Dauergast an den Sektbars und trank so heftig und häufig, dass man meinen könnte, ich hätte etwas nachzuholen. Zweifel an meinem Tun hatte ich nie, denn schließlich habe ich Alkohol von klein auf mit Leichtigkeit und Sorglosigkeit in Verbindung gebracht. Risiken wurden in meiner Familie niemals thematisiert und eine körperliche Abhängigkeit entwickelte mein Vater erst, als ich schon erwachsen war und selbst hochriskant konsumierte. Es gab für mich als Teenager demnach keinen Grund, Alkohol infrage zu stellen. Ganz im Gegenteil: In Zusammenhang mit Alkohol erinnere ich mich an die mitunter schönsten Momente mit meiner Familie. Auf einer Reise ins Elsass mit meinen Eltern und deren Geschäftsfreunden durfte ich im Bus ganz vorne in der ersten Reihe sitzen, während die Stimmung weiter hinten heiter und unbekümmert war. Niemand schaute genauer darauf, was ich tat, oder ermahnte mich. Ich fühlte mich bestätigt, frei und auf eine kindliche Art unabhängig. Allein die Busfahrt werde ich deshalb nie vergessen. Tagsüber machten wir Ausflüge zu Sehenswürdigkeiten der Region und abends rannten die Erwachsenen in Geisterkostümen durch die Flure des Hotels, um sich gegenseitig zu erschrecken. Während dieser Reise tranken die Erwachsenen gerne Wein und andere Spirituosen und so verband ich Alkohol fortan mit Urlaub, guter Laune und Freiheit.

Es gab auch erschreckende Erlebnisse in Zusammenhang mit Alkohol, doch die eindrücklichsten davon fanden nicht innerhalb meiner Familie statt. Unvergessen bleiben Schlägereien in Festzelten, Erwachsene, die sich unbeabsichtigt in die Hosen urinierten oder sich vornüber gebeugt an Bäumen abstützten, um sich zu übergeben. Das waren keine Obdachlosen oder Junkies im Frankfurter Bahnhofs- oder Bordellviertel. Es handelte sich um Familienväter, die ansonsten sozial unauffällig waren. Damals empfanden wir sie aufgrund der öffentlichen Exzesse als außergewöhnliche Verlierer, die sich durch selbstverschuldetes Verhalten an den Rand der Gesellschaft gebracht hatten. Wieder stellte ich einen Zusammenhang her und entwickelte einen Glaubenssatz. Ich lernte zu unterscheiden zwischen gutem und schlechtem Trinken.

Im Gegensatz zu den Menschen in meinem Freundes- und Bekanntenkreis konnte ich bereits im Alter von 16 oder 17 Jahren kein Maß mehr beim Trinken halten. Ich trank fast von Beginn an mit einem der wichtigsten Kriterien für Sucht, dem Kontrollverlust. Ich schätze, dass meine Unbekümmertheit und mein radikales Trinkverhalten mich sehr schnell abhängig gemacht haben. In der Hoffnung auf eine gute Zeit mit emotionalem Überschwang, Freude und Zuneigung suchte ich gezielt immer wieder dieses Gefühl, den Kick, den anscheinend nur Alkohol geben kann. Über Jahre hinweg schaffte ich es noch, mich an ein paar Regeln zu halten, trank nur in Gesellschaft zum vermeintlichen Genuss, aber spätestens nach der Scheidung von meiner ersten Frau zog es mich komplett in die Sucht.

Meine Tätigkeit als Koch wirkte sich für mich enorm suchtfördernd aus. Nach Feierabend wurde im Team immer viel getrunken. Die anstrengende Arbeit, der raue Ton, der in Küchen herrscht, und die für ein geregeltes Privatleben ungünstigen Schichtdienste nahmen mir die Möglichkeit, Routine und Entspannung in meinen Alltag zu bringen. Beides ersetzte ich durch launige Gelage mit Kollegen. Hinzu kam, dass *Feierabend* nicht auch zwingend *Abend* bedeutete. Gelegenheiten zum Trinken konnten sich auch bereits am Mittag ergeben. Meine erste Frau konzentrierte sich derweil auf ein paralleles, von mir unabhängiges Dasein, besuchte Diskotheken und setzte mir Hörner auf. Es ist aus heutiger Sicht für mich durchaus nachvollziehbar, dass sie mit unserer Beziehung nicht besonders glücklich war. Ich war es ja genauso wenig.

In diesem Zusammenhang geschah auch mit das Schlimmste, was ich je unter Alkoholeinfluss tat. In Suff und Rage bekam meine Frau einige kräftige Ohrfeigen von mir. An diesen Moment erinnere ich mich trotz Vollrausch sehr gut, aber selbst, wenn dies innerhalb eines Filmrisses geschehen wäre, gehört es zu den Dingen, die ich vor mir selbst niemals werde entschuldigen können. Aggression ist nicht etwa typisch für mich. Sowohl betrunken als auch nüchtern war ich immer besonnen oder zumindest friedlich. Es muss vieles an Emotionen mit in die Situation eingeflossen sein und der Alkohol hat sämtliche Hemmschwellen aufgehoben. Unsere Ehe war danach nicht mehr zu retten. Unsere kontraproduktiven Verhaltensweisen verstärkten sich sogar noch.

Etwa zur gleichen Zeit hielt ich tagsüber bereits einen gewissen Pegel, den ich benötigte, um noch zu funktionieren. Meine Abhängigkeit war also körperlich. Meine Dosis steigerte sich und trotzdem musste ich weiterhin im Alltag zurechtkommen. Ich fuhr jeden Tag betrunken mit dem Auto, denn fortbewegen musste ich mich irgendwie. Ich schaffte es zu dieser Zeit, mit einem Pegel von 1,5 Promille auszukommen, um im Alltag nicht aufzufallen. Die Fahrten zur Arbeit, Einkäufe und andere Erledigungen konnte und wollte ich nicht ohne Auto bewältigen. Irgendwann störte oder bekümmerte mich das auch nicht mehr. Ich nahm es als gegeben hin. Drei Unfälle habe ich verschuldet, glücklicherweise immer nur Blechschäden an stehenden Autos. Beim zweiten wurde ich lediglich zum Ausschlafen von der Polizei nach Hause geschickt. Mit meiner Tochter auf dem Rück- und einer Flasche Wodka auf dem Beifahrersitz fuhr ich sogar nach Rügen. Nicht auszudenken, was alles hätte passieren können und in welche Gefahr ich insbesondere meine kleine Tochter gebracht habe. Ich war überzeugt, Kinder kriegen sowas eh nicht mit und habe mein Handeln so vor mir selbst gerechtfertigt. Dies empfinde ich als das Schlimmste, was ich je gemacht habe, und es zeigt, wie machtlos ich gegen die Abhängigkeit war.

Etwa 1990 wurde mir meine Abhängigkeit das erste Mal bewusst, als ich einer Narkoseärztin meine Trinkgewohnheiten schildern sollte. Vielleicht lag es an ihrer Art zu fragen, vielleicht auch an meiner Angst, nicht mehr aufzuwachen, aber ich antwortete aufrichtig und der Wahrheit entsprechend. Die Anästhesistin notierte meine Angaben lediglich kommentarlos, aber die Situation und meine

Erschütterung blieben mir bis heute im Gedächtnis. Dennoch hat mich diese Erkenntnis nicht dazu bewegen können, mit dem Trinken aufzuhören. In den letzten Monaten meiner Sucht erschien ich regelmäßig betrunken auf der Arbeit. Meine Chefin fand mich schlafend im Auto und weckte mich. Aber auch das hatte keine weiteren Konsequenzen für mich, weder in Form einer Kündigung noch einer Abmahnung. Mir gegenüber wurde der beschämende Vorfall einfach nicht mehr zur Sprache gebracht.

Schließlich wurde mir an Heiligabend 1991 nach meinem dritten Unfall unter Alkoholeinwirkung der Führerschein entzogen. Meine Blutalkoholkonzentration lag bei 3,6 Promille. Ich erschrak unglaublich über mich selbst. Für meine Eltern war das, was das soziale Umfeld mitbekam, viel schlimmer. Ich wurde vor unserer Haustür sturzbetrunken, mit beiden Händen an der Hauswand lehnend und für alle Nachbarn sichtbar festgenommen. Den verdienten Tritt dafür in meinen Allerwertesten kassierte ich jedoch nicht etwa von meinen Eltern, sondern von meinen Tanten. Sie setzten sich mit mir auseinander und brachten mich dazu in Behandlung zu gehen. Über fünf Monate hinweg ging ich in Psychotherapie, absolvierte wöchentlich eine Doppelstunde, konsumierte aber parallel weiter. Mein Hausarzt erklärte mir, dass die Krankenkasse die Maßnahme nicht weiter finanzieren könne, sofern ich keine Fortschritte machen würde. Ich war gezwungen, weitere entscheidende Schritte zu gehen, und ich ließ mich tatsächlich darauf ein. In mir kam wirkliche Todesangst auf. Ich wusste, dass ich schon längere Zeit mit meinem Leben spielte, und setzte mich selbst auf kalten Entzug. Aus heutiger Sicht war das natürlich völlig unverantwortlich.

Nach 15 oder 16 Jahren maßlosen Konsums krempelte ich endlich mein Leben um. Ich stellte die eigene Gesundheit, alte, fast vergessene Hobbys und meine Freundschaften wieder in den Mittelpunkt. Ich verliebte mich in meine zweite Frau, wir heirateten und zwei weitere Kinder, die aus dieser Ehe hervorgingen, bereichern nun mein Leben. Meine Familie, so wie sie auch jetzt noch besteht, hat mich maßgeblich motiviert, meine Abstinenz aufrechtzuerhalten. Der Verantwortung für meine Kinder ordne ich seither alles andere unter.

Leider verschlimmerte sich zur gleichen Zeit das Konsumverhalten meines Vaters. In seinem Bemühen, sein Trinken zu rechtfertigen, suchte er sich hierfür Gesellschaft. Handwerkern, Nachbarn oder auch meiner Mutter wurde der Alkohol manches Mal regelrecht aufgeschwatzt. Gleichzeitig vernachlässigte er seinen Freundeskreis, sagte gemeinsame Unternehmungen und sogar geplante Urlaube ab. Der Umgang mit ihm wurde für mich immer schwieriger. Auch versuchte er, mich regelrecht zum Trinken zu animieren. Meine Frau und ich reduzierten zu dieser Zeit den Kontakt zu ihm. Wir zogen unseren Kindern zuliebe in Betracht, aus dem Familienhaus auszuziehen, um die Konfliktsituation zu entschärfen und seinem schlechten Vorbild entgegenzuwirken. Sein Tod kam uns zuvor.

In den letzten fünf Jahren seines Lebens wurde die Lage immer prekärer. Obwohl er um meine Abhängigkeit und meine erfolgreich verlaufene Therapie wusste, wandte er sich nie an mich. Ich hielt das für Sturheit. Es machte mich wütend, bitter und traurig zugleich, dass er diese Chance nicht ergriff und nie das Gespräch mit mir suchte. Entsprechend schwierig gestaltete sich mein Trauerprozess nach seinem Ableben. Ich schwankte zwischen Anklagen ihm und Vorwürfen mir selbst gegenüber. Heute weiß ich, dass mich keine Schuld trifft und ich ihn nicht hätte retten können. Aber damals geriet ich in eine ähnliche emotionale Zwickmühle wie ein Kind, das mit alkoholkranken Eltern aufwächst. Auch aktuell frage ich mich noch manches Mal, ob ich meine Hilfe hätte nachdrücklicher anbieten oder zumindest klare Worte hätte sprechen sollen. War mein Verhalten vielleicht co-abhängig? Hätte ich nicht aus meinen Erfahrungen heraus dazu beitragen müssen, meinen Vater zu heilen? Wäre ich es meinen Eltern nicht sogar schuldig gewesen in Anbetracht dessen, was sie alles für mich getan hatten? Unnötig zu erwähnen, dass mein Vater nicht von mir gerettet werden wollte. Er starb schließlich an den Folgen seines übermäßigen Alkoholkonsums und auch der jahrzehntelange berufliche Umgang mit gesundheitsschädlichen Chemikalien, die seine Lunge strapazierten, trug wohl seinen Teil dazu bei.

Zwanzig Jahre nach dem Tod meines Vaters gab es ein paar Gespräche mit meiner Mutter, die meine Schuldgefühle linderten. Sie selbst verspürte offensichtlich große Hemmungen, die Alkoholprobleme in unserer Familie klar zu benennen. Sie lenkte oft vom Thema ab, sobald ich darauf zu sprechen kam, oder versuchte mit einem: »... aber das geht mich ja auch alles nichts an«, die Konversation zu beenden. Ich fasste mir ein Herz und fragte sie, wie sie darauf komme, dass es sie als Mutter nichts anginge, dass ihr Sohn über Jahrzehnte an einer Suchterkrankung litt. Direkt im Gespräch bekam ich keine Antwort, aber im Nachhinein kam sie auf mich zu und wollte mehr über meine Erkrankung, meine Abstinenz und mein Engagement in der Suchthilfe erfahren. Ich bin sehr dankbar für diesen Austausch und ihr aufrichtiges Interesse. Es hat mir wieder einmal bestätigt, dass ein offenes und ehrliches Gespräch Wunder wirken kann.

Rückblickend habe ich durchaus Grund, versöhnlich gestimmt zu sein. Ich verdanke meinen Eltern eine solide, pragmatische Erziehung. So vieles an mir schätze ich, wie etwa meine Musikalität und meinen Sinn für Kunst und Kultur. Ich verfüge über Verantwortungsbewusstsein und einen hohen Sinn für Gerechtigkeit, Eigenschaften, die mir halfen, meine Sucht zu überwinden und eine Bestimmung aus meinem Schicksal zu kreieren.

Doch auch wenn alles letztlich für irgendetwas gut ist, habe ich einen sehr steinigen Weg gewählt. Mir und vor allem meinen Liebsten hätte einiges davon gerne erspart bleiben dürfen und genau das wünsche ich mir für meine Kinder: die Möglichkeit, weniger schmerzvoll zu lernen, als ich es tun musste. Ich bin abhängig geworden, weil ich in meiner Kindheit übermäßigen Alkoholkonsum ganz selbstverständlich vorgelebt bekam. Das hat meine Denkmuster und Glaubenssätze maßgeblich geprägt und mich jeden Respekt vor dieser Droge verlieren lassen. Die Erziehung zum Alkohol darf und muss aber nicht so selbstverständlich geschehen wie jene hin zu Kunst oder Verantwortungsbewusstsein.

Ich erkenne heute die Fehlprägung in Bezug auf Alkohol, die aus meiner Erziehung resultierte. Als Kind habe ich keinesfalls nur darunter gelitten, aber der Start in mein Erwachsenenleben war wie ferngesteuert und meine Prioritäten waren fremdbestimmt. Mein größter Erfolg war es, diesen Kreislauf zu unterbrechen. Meine Familie ist stolz auf mich und dankt es mir.

Erinnerungen unserer Kinder

Du Paps! Darf ich Dir mal was sagen?
Gestern Abend, oder besser heute früh, bin ich vom Ebbelwoifest nach Hause gegangen. Gegenüber auf der anderen Straßenseite war ein Mädchen mit ihrem Vater unterwegs. Sie hatte immense Probleme damit, ihn nicht stürzen zu lassen. Er torkelte und stürzte gegen die Hauswände und beinahe auf die Straße, so betrunken war er! Danke! Danke, dass mir das nicht mit dir passiert!

Mein Sohn, 2017

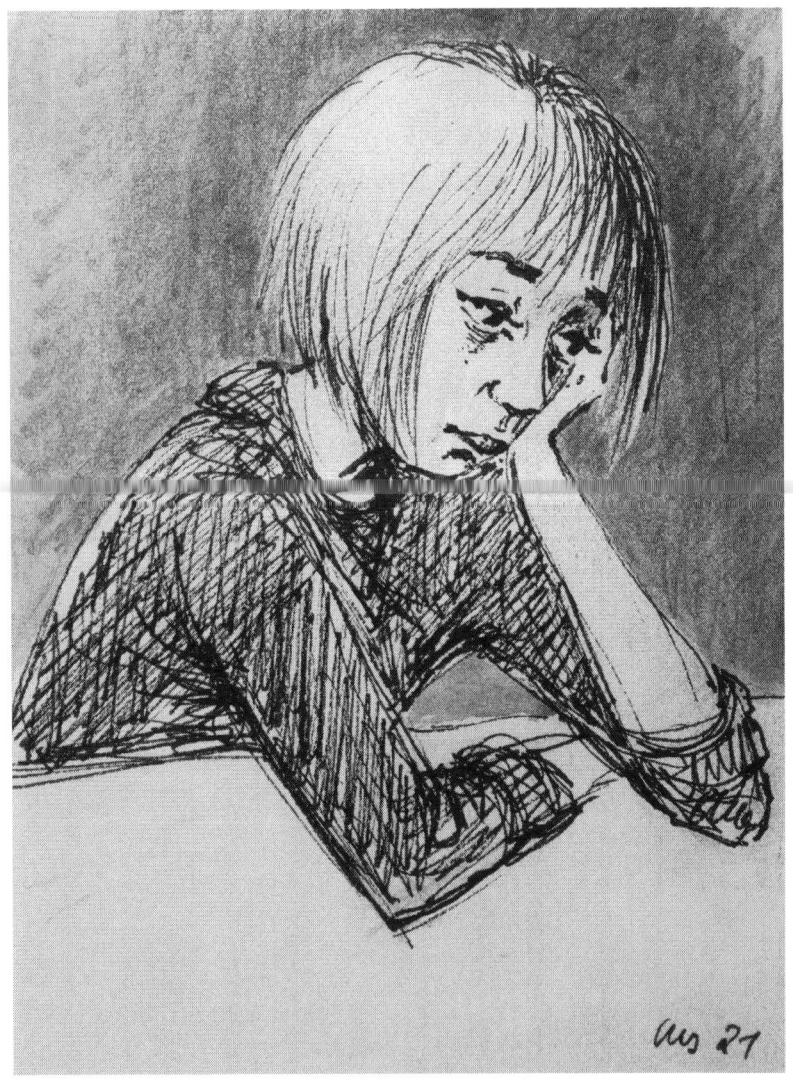

7. Was ist Co-Abhängigkeit?

Die Sucht eines Partners oder eines Elternteils kann Angehörige enorm unter Druck setzen. Sie fühlen sich verantwortlich, sind extrem empfänglich für Manipulationen und bilden unter der Belastung selbst psychische Störungen aus. Das enge Zusammenleben versperrt den Blick über den Tellerrand hinaus. Die Sucht und die daraus entstehenden Probleme scheinen übermächtig. Der Drang, helfen zu wollen, kann zum Kontrollzwang werden und darüber wird das eigene Leben vernachlässigt. Es darf nicht unterschätzt werden, was ein beispielsweise co-abhängiger Partner alles übernehmen muss. Wer schon einmal die Pflege eines Angehörigen zu Hause bewältigt hat, wird sich vorstellen können, dass auch Co-Abhängigkeit zum Vollzeitjob werden kann. Eine Therapeutin sagte mir einmal, es sei, als wenn zwei Einbeinige versuchen zu laufen. Mir scheint das ein sehr treffender Vergleich zu sein. Co-Abhängigkeit nimmt dir Hobbys, Interessen, soziale Kontakte, den Anschluss an die eigene Familie, vielleicht sogar den Job und gibt dir eine schier unlösbare Aufgabe.

Co-Abhängigkeit ist eine emotionale Sackgasse, eine Sisyphusarbeit, die man sich als Angehöriger eines suchtkranken Menschen teils selbst auferlegt und in die man sich teils unfreiwillig verstrickt. Wenn die Einsicht beim Süchtigen fehlt, wird sich kein Erfolg einstellen und man muss immer wieder von vorn beginnen. Durch die teils liebevolle Zuwendung dem Abhängigen gegenüber und das Lösen seiner durch die Sucht geschaffenen Probleme, hält man das dysfunktionale System am Laufen und stützt ungewollt die Suchterkrankung. Der Wille zur Veränderung wird erst dann beim alkoholkranken Menschen aufkommen, wenn es keine komfortableren Handlungsalternativen mehr gibt.

Schnell ist man verleitet, sich unter einem Co-Abhängigen den ebenfalls trinkenden Lebenspartner eines Alkoholikers vorzustellen, dabei fasst der Begriff Co-Abhängigkeit die Leiden, Belastungen und Probleme aller nahestehenden Angehörigen zusammen. Als der Begriff der Co-Abhängigkeit das erste Mal in den 1960er-Jahren auftauchte, war das Tabu um Alkoholismus noch so groß, dass sich bis heute einige schwerwiegende Missverständnisse darüber halten, was Co-Abhängigkeit ist. Aus gefährlichem Halbwissen und der anhaltenden Verteidigung des Kulturguts Alkohol entstand die Annahme, dass der Partner Mit- oder sogar Hauptschuldiger an der Abhängigkeit des Betroffenen sei. Sogar in Fachkreisen hielt die Definition Einzug, dass co-abhängiges Verhalten in erster Linie die Sucht fördert und stützt. Die daraus entstandenen Vorurteile machen es für einen co-abhängigen Partner zu einem enormen Schritt, sich Hilfe zu holen. Nicht selten verbieten das Scham- und Schuldgefühle. In Therapien, Beratungsstellen wie auch in der Selbsthilfe gibt es nach wie vor großen Nachholbedarf. Angebote für co-abhängige Erwachsene sind selten und für Kinder nahezu nicht vorhanden.

Leider hält sich die vorwurfsvolle Haltung gegenüber co-abhängigem Verhalten hartnäckig. Eine saubere Trennung der Begrifflichkeiten ist deshalb notwendig. Es gilt zu unterscheiden zwischen Co-Abhängigkeit und suchtförderndem Verhalten. Co-Abhängigkeit kann Angehörige aus der Familie, aber auch Freunde oder Kollegen betreffen. Co-Abhängigkeit entsteht aus dem Anspruch eines Angehörigen heraus, einem Süchtigen unbedingt helfen zu wollen, oftmals verbunden mit der Überschätzung der eigenen Möglichkeiten und Ressourcen. Durch eine Fehleinschätzung der Situation kann Co-Abhängigkeit suchtbegünstigend sein, dies ist jedoch nicht beabsichtigt und geschieht nicht bewusst. In manchen Fällen ermöglichen gewisse psychische Veranlagungen die Entstehung einer Co-Abhängigkeit. Betroffene Menschen haben etwa traumatische Erfahrungen in der Kindheit gemacht und das Aufopfern für eine andere Person verschafft Bestätigung oder eine Daseinsberechtigung. Im unbedingten Streben nach Erfolg und selbst bewirkter Heilung kann sich eine Person in co-abhängigem Verhalten verstricken und das eigene Leben bis zur Selbstaufgabe vernachlässigen.

Genau wie bei Abhängigkeit gibt es auch bei Co-Abhängigkeit verschiedene Schweregrade. Die leichteste Form findet sich häufig bei Kollegen und Bekannten, die sich in ihrem Bemühen, dem Süchtigen zu helfen, co-abhängig verhalten und unbewusst dessen Abhängigkeit begünstigen. Fehler und Unpässlichkeiten werden vertuscht, über die wahren Gründe für Fehltage wird gelogen oder Bekannte springen finanziell bei Engpässen ein. Klagt der Süchtige über Scham- und Schuldgefühle wegen seines Konsums, wird er liebevoll wieder aufgebaut und in seinem Tun bestärkt. Der Schweregrad steigt potenziell mit der Nähe zum Abhängigen. So sind im engeren Freundes- oder weiteren Familienkreis schon erheblich mehr co-abhängige Verhaltensweisen zu beobachten und im engsten Familienkreis kommt es sogar häufig zu co-abhängigen Verstrickungen, wobei Betroffene in der Konsequenz selbst psychische Erkrankungen entwickeln. Unabhängig davon, wie stark ausgeprägt die Co-Abhängigkeit ist, haben alle Betroffenen eines gemeinsam: Das Fehlverhalten soll die Sucht nicht fördern, sondern soll dem Süchtigen helfen, die Sucht und daraus entstehende Probleme zu mindern. Doch Co-Abhängigkeit ist ebenfalls eine Sucht und das Suchtmittel ist der Süchtige.

Da es sich um eine nicht substanzbezogene Form der Abhängigkeit handelt, sind auch hier die Kriterien zur Abhängigkeit aus dem ICD-11 nachvollziehbar:

- *Kontrollverlust:* Die co-abhängige Person wendet sich der abhängigen nicht mehr nur dann zu, wenn sie es will oder leisten kann.
- *Dosissteigerung:* Der Aufwand, mit dem sich um die abhängige Person gekümmert wird, steigt stetig an.

– *Priorität:* Für die abhängige Person wird alles andere unter Ignorieren der Konsequenzen stehen und liegen gelassen.

Genau wie die Abhängigkeit entwickelt sich auch eine Co-Abhängigkeit erst im Laufe der Zeit. Das ist kein Zustand, in dem man morgens plötzlich aufwacht. Dem voraus gingen, wie auch in anderen Beziehungen, Zuneigung und glückliche gemeinsame Zeiten. Gerade Paare empfinden Verbundenheit und erleben Erfolge und Rückschläge gemeinsam. Sobald die Sucht als Krankheit erkannt wurde, schwankt der Partner zwischen Hoffnung und Enttäuschung, immer im Glauben, Heilung bewirken zu können. Die Bemühungen des co-abhängigen Partners stürzen diesen in ein Wechselbad der Gefühle. Intensive Emotionen wie Hoffnung, Freude, Ehrgeiz und Mitleid wechseln sich mit Frustration, Enttäuschung, Angst, Scham und Schuld ab. Die Geschwindigkeit, in welcher die Stimmung von einem Extrem ins andere wechselt, ist dabei so hoch, dass zur Reflexion kaum Zeit bleibt. Die Gedanken kratzen trotz anhaltendem Grübeln nur an der Oberfläche. Die Betroffenen rennen in einem emotionalen Hamsterrad und verdrängen ihre Misere. Ohne Hilfe von außen ist der Ausstieg kaum stemmbar.

Von Co-Abhängigkeit betroffene Kinder versorgen ihre Eltern mit Alkohol oder bringen sie ins Bett. Die Rollen sind vertauscht und eine kindgerechte Entwicklung wird verhindert. Im Fall von Kindern ist die Verstrickung in die Co-Abhängigkeit oft alternativlos, da ihre Lebensumstände von den Eltern unmittelbar abhängen und trotz dieser Unabwendbarkeit wird über Co-Abhängigkeit im Kindesalter kaum gesprochen. Der Mantel des Schweigens breitet sich meist noch bis ins Erwachsenenalter aus. Erwachsene Kinder – insbesondere Frauen –, die unter solchen Umständen aufwachsen, haben das Verhalten oft verinnerlicht, perfektioniert und nie hinterfragt. Sie suchen sich bevorzugt wieder abhängige Partner, vertuschen, lügen, beschönigen, bügeln deren Fehler aus und geraten dadurch in psychische Schieflage. Burnout, Depression und Angststörungen sind nicht selten Folge dieses Verhaltens.

Für ein Kind, das mit abhängigen Eltern aufwächst, gibt es keine andere Option, als sich in co-abhängige Verhaltensweisen zu flüchten. Ein Kind ist nie unabhängig. Wenn schon erwachsene Menschen nicht über Sucht und ihre Folgen für die Familie sprechen, wenn schon erwachsene Co-Abhängige keine Lobby und viel zu wenig niedrigschwellige Angebote zu Therapien und Selbsthilfe vorfinden, wie soll es dann erst für ein Kind möglich sein, Sucht, Co-Abhängigkeit und Suchtförderung zu entkommen?

Insbesondere Mädchen nehmen später im Leben gerne die vertraute Rolle der Co-Abhängigen ein, während Jungen sich diesbezüglich etwas besser abgrenzen können, aber später zu einem Drittel selbst eine Abhängigkeit entwickeln. Wir haben es hier also mit einer transgenerationalen Weitergabe in zweierlei Hinsicht zu tun: Sowohl die Sucht als auch die Co-Abhängigkeit der Eltern werden von Kindern ins eigene Verhaltensrepertoire übernommen und bis ins Erwachsenenalter fortgeführt. Co-abhängige Elternteile agieren gegenüber ihren Kindern potenziell genauso traumatisierend wie der abhängige Elternteil. Alle Emotionen und Anstrengungen konzentrieren sich auf den abhängigen Partner. Sucht fördert drastisches Fehlverhalten und Co-Abhängigkeit ist eine – wenn auch nicht substanzbezogene – Form der Sucht.

Natürlich ist nicht alles, was innerhalb solcher schwierigen Beziehungs- oder Familienkonstellation geschieht, falsch. Jeder Beteiligte hat zu jeder Zeit die besten Absichten. Davon dürfen wir als Menschen ausgehen. Der Impuls eines Co-Abhängigen, sich um den kranken Partner zu kümmern – und Sucht ist eine Krankheit –, ist per se nicht falsch und viele Angehörige erzielen sogar Erfolge in diesem Zusammenhang. Es ist also weder sinnvoll, Co-Abhängigkeit als das größte Übel zu betrachten noch dieselbe zu verharmlosen.

Monika Fritzke arbeitet in der Suchtberatung eng mit Co-Abhängigen zusammen. Für sie ist der Versuch der Verharmlosung eher befremdlich:

»Es muss bzw. sollte nicht weicher ausgedrückt werden! Wie beim Alkoholiker: Solange er es verniedlicht, von seinen zwei Bierchen spricht und seine Sucht damit verharmlost, wird er nichts ändern. Wenn ich jetzt auch noch anfange, von meinen co-abhängigen Anteilen zu sprechen – ein Anteil kann etwas ganz Minimales sein, vielleicht drei Prozent –, verniedliche ich es. Wir haben schließlich alle irgendwelche Anteile in uns: feminine, maskuline, süchtige usw. Wenn wir uns darauf ausruhen und die eventuell unangenehme Realität nicht sehen, ändern wir auch nichts. Wir werden noch viele Jahre damit zu kämpfen haben, dass ein Großteil derer, die mit dem Thema Sucht zu tun haben, sich kaum mit den Problemen der Angehörigen auseinandersetzen wollen bzw. manchmal nicht auseinandersetzen können. Wir sollten aber weiter am Ball bleiben und möglichst viel bewegen, damit sich das ändert.«

In ihren Selbsthilfegruppen setzt Monika Fritzke sich dafür ein, dass abhängige wie auch co-abhängige Eltern verstehen, was sie ihren Kindern zumuten und ihr Verhalten reflektieren und ändern. Bagatellisierung ist bei diesem Fokus tatsächlich das Letzte, was sie gebrauchen kann:

»Du bist nicht nur verantwortlich für das, was du tust, sondern auch für das, was du nicht tust, auch deinen Kindern gegenüber. Kinder bewerten das Verhalten der Eltern oftmals erst viel später. Viele Eltern wundern sich nach Jahren, warum das erwachsene Kind nicht das erwartete gute Verhältnis zum suchtfreien Elternteil hat. Oft stehen – meist unausgesprochen – Vorwürfe im Raum: Du hättest mich schützen müssen! Du hättest früher mit mir als Kind ausziehen müssen! Es drehte sich immer nur alles um Mama beziehungsweise Papa.

Erwachsene Co-Abhängige haben wenigstens eine gewisse Auswahl an Selbsthilfegruppen, Internetforen und anderen Anlaufstellen, wo sie sich über Monate oder gar Jahre ausweinen können, aber letztendlich untätig bleiben und zu Hause nichts verändern. Die Kinder leiden derweil ohne Hilfestellungen, ohne irgendeine Aussicht auf positive Veränderungen, weil sie den Eltern und deren Untätigkeit ausgeliefert sind. Die Verantwortung für das Kind und dessen psychische und emotionale Zukunft liegt auch in den Händen des vermeintlich gesunden Elternteils. Oftmals heißt es aber später, dass der Alkoholkranke Schuld an allem hatte. Das ist schnell behauptet und soll dazu dienen, sich der Verantwortung zu entziehen, aber beide sind verantwortlich.

Diese Gedanken zum gesunden Elternteil machen sich die erwachsenen Kinder etwa ab dem 25. Lebensjahr. Ab diesem Zeitpunkt verstehen viele, warum der Kontakt zum suchtfreien Elternteil belastet oder sogar verkrampft scheint. Immer mal wieder begleite ich wirklich schwere Fälle in den Gruppen, viele erwachsene Kinder mit extremer Co-Abhängigkeit und andere mit diversen psychischen Belastungen und Störungen. Viele haben bereits Psychotherapien hinter sich, ohne dass sich je wirklich Erfolg einstellte. Viele Psychotherapeuten haben wenig bis keine Erfahrungen mit dem Thema. Solche erfolglosen Therapien machen es nicht besser, denn die Belastung verstärkt sich und das einstige Kind hat noch mehr das Gefühl, selbst schuld zu sein. Ich kann aus eigener Erfahrung als Kind aus einer suchtbelasteten Familie sagen: Beide Elternteile tragen Verantwortung. Der eine für das, was er tut, der andere für das, was er unterlässt.«

8. Die rote, krause Linie unter der Suchtförderung

Selbst suchtfördernde Verhaltensweisen resultieren nicht etwa aus dem Fehlen jeglicher Nächstenliebe. Egoistische Motive wiegen nur einfach bei den meisten menschlichen Handlungen mehr. Dies ist insbesondere dann der Fall, wenn der Mensch, der sich suchtfördernd verhält, selbst schon in einer Sucht gefangen ist. Bei suchtförderndem Verhalten ist die Motivation abweichend zur Co-Abhängigkeit. Suchtförderer handeln eher eigennützig, entweder bewusst aus monetären Absichten heraus oder unbewusst, um ihre eigene Abhängigkeit zu verschleiern und im Vergleich besser dazustehen. Sucht fördert zum Einen Sucht und zum Anderen hat, wer Alkohol herstellt oder vertreibt, natürlich ein reges Interesse an florierenden Absätzen. Ebenso wie die Co-Abhängigkeit ist suchtförderndes Verhalten in verschiedenen Schweregraden und über alle Beziehungen hinweg möglich. Im Freundes-, Kollegen- und Bekanntenkreis animiert man sich gern gegenseitig zum Anstoßen, schenkt großzügig nach oder mimt sogar den Beleidigten, wenn der angebotene Umtrunk zum eigenen Geburtstag abgelehnt wird. Zu allen halbwegs geeigneten Anlässen wird Alkohol angeboten und es gilt als höflich, trinkfeste Gesellschaft abzugeben, um den Gastgeber nicht zu verprellen.

Für besondere Nehmerqualitäten beim Trinken erntet man Lob und Anerkennung, aber wer am Boden liegt, muss unter Umständen damit rechnen, mit einem Edding-Schnurrbart wieder aufzuwachen. Dies darf dann als dezenter Hinweis gewertet werden, dass man es übertrieben hat und an seiner Situation selbst Schuld trägt. Trotz offensichtlicher gesundheitlicher Schäden wird mit solchen kleinen Streichen suggeriert, dass alles immer noch ein großer Spaß ist. Den

Krankenwagen wegen einer Alkoholvergiftung zu rufen, wäre geradezu verpönt, da dies dem Ansehen des Betrunkenen und dem Ansehen der Mitfeiernden nachhaltig schaden könnte. Es ist in unserem Denken ein Unterschied, ob jemand Rausch und Kater im stillen Kämmerlein auskuriert oder offiziell medizinische Hilfe benötigt. Letzteres wird als Indiz für Alkoholismus betrachtet, und das liegt weder im Interesse des Betrunkenen noch im Interesse des Umfelds.

Sozialwissenschaftlich und auch aus psychotherapeutischer Sicht werden Co-Abhängigkeit und suchtförderndes Verhalten bisher bedauerlicherweise nicht getrennt voneinander betrachtet. Die integrierte Korrekturfunktion wird nicht müde, mich während des Schreibens immer wieder darauf hinzuweisen, dass es das Wort »Suchtförderung« nicht gibt, und zieht eine warnende rote, krause Linie darunter. Ein wenig fühle ich mich wie ein Pionier, wenn ich besagte rote Linie durch einen Rechtsklick auf »Ignorieren« eliminiere. Ich nehme es als eine Metapher für das Beschreiten von Neuland und das Brechen eines Tabus.

Co-Abhängigkeit entsteht mit dem Ziel, dass der Abhängige seinen Konsum reduziert oder komplett einstellt. Mögliche Motive sind eine starke emotionale Bindung zur abhängigen Person kombiniert mit lebenspraktischen Zusammenhängen. Ein Beispiel hierfür wäre: Der Familienvater verliert seinen Job durch das Trinken und darunter leidet die Familie. Auch psychische Besonderheiten bei einer co-abhängigen Person können eine Rolle spielen, denn Kontrollzwänge, Traumata oder Ähnliches begünstigen das Sich-Verstricken in eine Co-Abhängigkeit.

Suchtförderung hingegen hat das Ziel, dass der Abhängige seinen Konsum aufrechterhält oder verstärkt. Ein Motiv kann das eigene problematische Trinkverhalten sein. Der soziale Abwärtsvergleich – das Gefühl, selbst noch besser aufgestellt zu sein als die Vergleichsperson – legitimiert den eigenen Konsum. Auch Gruppenzwang kommt als Motiv infrage. Kritisiert niemand den im Umfeld üblichen Alkoholkonsum, wird man als Einzelner wohl kaum damit anfangen. Die Gefahr ist zu groß, sich zum Außenseiter oder nicht gern gesehenen Gast zu machen. Freunde zu verlieren wird als einschneidender wahrgenommen, als entgegen seinen Prinzipien handeln zu müssen. Das einfachste Motiv stellen finanzielle Interessen sowie Macht- und Prestigeansprüche dar. Gastwirte, Winzer und öffentlichkeitswirksam biertrinkende Politiker verfolgen direkt oder indirekt das Ziel, dass die Kassen sich füllen. Im Rahmen suchtfördernden Verhaltens besteht zur abhängigen Person nicht zwingend eine mentale Bindung und das Verhalten zielt selten auf eine bestimmte Person ab. Es geht um die Interessen der suchtfördernden Person.

Suchtförderung und Co-Abhängigkeit können parallel vorhanden sein. Das eine schließt das andere keinesfalls aus. Beispiel: Ein Mann verhält sich seiner Partnerin gegenüber sowohl co-abhängig als auch suchtfördernd, wenn er ihre Alkoholsucht erkannt hat und sie – verbunden mit Konflikten und emotionaler Belastung – zum Aufhören drängt. Gleichzeitig trinkt er aber selbst problematisch, ist diesbezüglich uneinsichtig und nicht bereit, in ihrem Beisein auf Alkohol zu verzichten. Sobald er selbst trinkt, gesteht er ihr auch jeweils Ausnahmen zu. Zwei alkoholabhängige Menschen in einer Paarbeziehung sind deshalb immer höchst problematisch, selbst oder gerade dann, wenn beide sich gegenseitig als süchtig erkennen. Co-Abhängigkeit und Suchtförderung stehen ständig in Konflikt, wechseln sich in hoher Frequenz ab und verschlimmern die emotionale Belastung für beide.

Auf den ersten Blick ähnlich wirkendes Verhalten kann co-abhängig oder suchtfördernd sein. Entscheidend ist das Motiv. Die Frau, die gegenüber dem Chef des Süchtigen lügt, möchte dem abhängigen Mann helfen. Das Ziel bleibt aber die Bekämpfung der Sucht. Die Frau weiß, dass Stress mit dem Chef einen erneuten Absturz fördern kann, und lügt deshalb für ihren Partner. Der Kollege jedoch, der den süchtigen Mann vor dem Chef verteidigt, kann auch aufgrund falscher Glaubenssätze in Zusammenhang mit Alkohol oder aus Eigennutz handeln, weil er sich zum Beispiel erhofft, einen Gefallen gut zu haben oder weil er selbst bei der Sauferei dabei war. Er handelt also mit dem Ziel, dass der Kollege seinen Konsum fortführen kann oder ihm als Trinkgesellschaft erhalten bleibt. Derzeit würde nach landläufiger Meinung das Verhalten des Kollegen als co-abhängig gewertet, was in den meisten Fällen falsch sein dürfte. Unter Kollegen, Bekannten und sogar Freunden besteht in der Regel keine so große lebenspraktische oder emotionale Abhängigkeit, dass sich eine co-abhängige Verstrickung entwickeln könnte.

Familien können in sich suchtfördernd aufeinander wirken, wenn sie in Bezug auf Alkohol gesellschaftliche Standards verinnerlicht haben. Es gibt Selbsthilfegruppen für alle Arten von Phänomenen wie ADHS oder Hochsensibilität. Es gibt Frühförderung, Familienstellen, Heilströmen und sogar Psychotherapien; all diese Angebote sind absolut salonfähig und werden dankbar angenommen. Nur Probleme im Zusammenhang mit Alkohol fallen unter die höchste Geheimstufe. Diese Gesetzmäßigkeiten gelten natürlich nicht ausschließlich im Zusammenhang mit Alkohol, aber Alkohol verschärft die Regeln drastisch. Nicht nur, dass Betroffene schweigen, im Außen will auch niemand etwas davon wissen. Wer unvorbereitet über das Suchtproblem einer Familie aus dem Bekanntenkreis informiert wird, dürfte instinktiv mit Fremdscham und großer Zurückhaltung reagieren. Sobald publik wird, dass Alkohol im eigenen Umfeld Probleme verursacht, muss man sich als Mitwisser auch selbst hinterfragen: Wie viel trinke ich eigentlich? Verursacht mein Konsum ähnliche Probleme, die ich bisher vielleicht verkannt habe?

Obwohl wir im Zeitalter der Selbstoptimierung angekommen sind und neue, gesunde Lifestyle-Trends wie Pilze aus dem Boden sprießen, sind wir immer noch weit davon entfernt, Alkohol in die Kritik zu nehmen. Zuckerfrei, Low-Carb, Paleo, Veganismus – alles klingt in unseren Ohren nach Heilung und Verbesserung der Lebensqualität, doch wer Alkohol kritisiert, wird auf viele Gegner stoßen. Ein Dry January mag noch schick sein, aber wer nicht nach angemessener Zeit wieder anfängt Alkohol zu trinken, macht sich verdächtig und wird vom Umfeld mindestens kritisch befragt, wenn nicht sogar wieder zum Alkoholkonsum überredet.

Alkohol ist eine Selbstmedikation, die mit allen Mitteln verteidigt wird. Alkohol kann nichts Schlechtes sein. Die meisten wollen daran nicht einmal denken. Kritik ist unerwünscht. Die Konfrontation mit dem eigenen riskanten Konsum und die Frage nach dem Grad der Abhängigkeit sind nahezu unerträglich für viele, dabei müsste jeder Dritte seine Trinkgewohnheiten unter die Lupe nehmen. Jüngste statistische Erhebungen bestätigen das sogar.

Wenn wir alle uns über Eines einig sind, dann darüber, dass bezüglich der klaren Abgrenzung von Alkoholismus vom normalen Trinken keine Einigkeit besteht. Es gibt zwar ein paar Anhaltspunkte, diese können jedoch locker wegargumentiert werden. Während der eine sich in Sicherheit wähnt, weil er niemals morgens oder tagsüber trinkt, vertritt der andere den Standpunkt, dass nur das Trinken ohne Gesellschaft ihn zum Alkoholiker machen könnte. Die Überzeugungen fallen sehr unterschiedlich aus und die offiziellen Kriterien einer Suchterkrankung bieten vermeintlich unbegrenzten Spielraum zur Interpretation. Auch das Verleugnen von eigentlich klaren Fakten und das ewige Hinauszögern der Einsicht wirken suchtfördernd. Im Bestreben, sich selbst aus der Affäre zu ziehen, müssen die eigenen Argumente natürlich auch als Maßstab für Andere gelten. In der Konsequenz findet sich immer zuverlässig jemand, der einem bereitwillig bescheinigt, dass man auf keinen Fall abhängig sein kann.

Alkoholsucht wird staatlich gefördert, denn Alkohol ist legal und sein Konsum wird in der Öffentlichkeit vollkommen akzeptiert und sogar begrüßt. Die Steuer auf Alkohol spült nicht unerhebliche Summen in die öffentlichen Kassen. Ab dem vierzehnten Lebensjahr ist begleitetes Trinken erlaubt.

Alkoholsucht wird durch Pädagogik und Prävention ungewollt und unreflektiert gefördert. Zum einen durch mangelnde Aufklärung und zum anderen durch irreführende Darstellungen von Sucht. Alkoholismus wird – oft in einem Aufwasch zusammen mit anderen substanzbezogenen Süchten – als Ausnahme dargestellt und nur extreme Fälle werden als abschreckende Beispiele präsentiert. Präventionsmaßnahmen, wie sie derzeit gehandhabt werden, rücken das Problem in weite Ferne.

Alkoholsucht wird in den derzeit angewandten Therapien gefördert. Natürlich ist nicht die des Süchtigen gemeint, sondern die der potenziell Abhängigen von morgen. Dies geschieht, indem Alkoholiker von der Gesellschaft abgespalten und darauf trainiert werden, nach der Therapie komplett autark ihre Abstinenz aufrechtzuerhalten. Ist man Triggern ausgesetzt, hat man sein Notfallköfferchen[8] parat. Bestimmte Veranstaltungen sind eventuell eher zu meiden, wenn man Gefahr läuft, dort rückfällig zu werden. Alte Hobbys, bei denen auch Alkohol floss, übt man zum eigenen Wohl besser nicht mehr aus, und wenn es unabwendbar für die Rehabilitation ist, muss man sich vielleicht sogar vom Partner trennen. Therapien setzen ausschließlich beim abhängigen Menschen an. Das Umfeld wird weitestgehend ausgespart, selbst wenn Co-Abhängigkeit im Spiel ist. Das Phänomen suchtfördernder Einflüsse wird kaum benannt, Umfeld und Gesellschaft lernen nicht dazu und können ihren Anteil an den vermeintlich nur vereinzelt auftretenden Problemfällen nicht sehen. Der Alkoholiker indes steht durch die in der Therapie erlernten Strategien fortan eher am Rande der Gesellschaft.

Alkoholsucht wird gesellschaftlich gefördert. Viel zu vertragen oder mit einem Kater zur Arbeit zu kommen, wird von den meisten

---

8 Strategie aus der Verhaltenstherapie, bei der empfohlen wird, zum Beispiel den Raum / die Feier zu verlassen oder sich einem alternativen, sehr starken Reiz auszusetzen, sobald man den Drang verspürt, Alkohol zu trinken.

lachend abgetan und damit positiv bestätigt. Jugendliche interessieren sich schon früh für Alkohol und vielen fällt es gerade in dieser Lebensphase schwer, sich in bestimmten Belangen bewusst anders zu entscheiden als die Clique.

Im Rahmen einer meiner Vorträge vor einer Berufsschulklasse, wurde ich gefragt, wie man es am besten anstellen könne, abstinent zu leben und das eine oder andere Gelage dankend abzulehnen, wenn man dann vielleicht ausgeschlossen oder ausgelacht wird. Die Schülerin beschäftigte die Frage nach der Akzeptanz durch ihr Umfeld weit mehr als mögliche Risiken des Alkoholkonsums. Sie wägte sehr ernsthaft ab und tendierte dazu, sich unter den derzeit gegebenen Voraussetzungen für ihre Freunde und damit notwendigerweise auch für den Alkohol zu entscheiden. Sie bat mich um eine Lösung und ich konnte ihr keine brauchbare Antwort geben. Das war ein trauriger Moment für mich, und alle Schüler schienen mir sehr nachdenklich.

9. Okay Google, habe ich ein Alkoholproblem?

Etwas so Stigmatisiertes wie ein Alkoholproblem möchte jeder einzelne Betroffene im Vorfeld mit sich selbst ausmachen, bevor er medizinischen Rat einholt. Häufig wird über Monate oder sogar Jahre hinweg ausführlich im Internet recherchiert und dabei leider vorwiegend nach der Bestätigung gesucht, dass man alles unter Kontrolle hat. Der Mensch neigt zum Selbstbetrug, deshalb gebe ich Ihnen im Folgenden klassische Fragestellungen an die Hand, um sich selbst und ihren Alkoholkonsum zu überprüfen. Die hier aufgeführten Kriterien finden regulär Anwendung in Medizin und Psychotherapie.

Sie werden bemerken, dass die meisten Fragen bei längerem Überlegen schwierig zu beantworten sind. Das liegt daran, dass augenblicklich zu jeder Fragestellung innere Verhandlungen starten. Man weiß schließlich, wie die Ergebnisse ausfallen könnten, und erahnt auch, welche Antwort zu welchem Schluss führt. Hat man wirklich einen Drang oder gar Zwang zu konsumieren oder konsumiert man nicht viel mehr aus Freude, Geselligkeit oder einfach auf der Suche nach ein wenig Entspannung? Ist das eigene Trinkverhalten wirklich riskant oder nicht einfach normal? Wahrheitssuchende tun sich selbst den Gefallen und beantworten die Fragen möglichst spontan gemäß dem ersten aufkommenden Impuls.

Suche ich nach Kriterien für Alkoholismus im ICD-11 (International Classification of Diseases – Version 11), dann kann eine Substanzabhängigkeit diagnostiziert werden, wenn zwei oder mehr der folgenden zentralen Kriterien zutreffen:

– Kontrollverlust – Bezogen auf Beginn, Menge, Umstände oder Ende des Konsums. Wird oft, aber nicht notwendigerweise, von subjektiven Empfindungen wie Drang oder Verlangen, die Substanz zu konsumieren, begleitet.

– Physiologische Kriterien – Toleranzentwicklung (der Körper toleriert immer höhere Mengen), Entzugserscheinungen nach Konsumstopp oder -reduktion oder wiederholter Konsum der Substanz, um Entzugserscheinungen zu mindern oder zu verhindern.

– Priorität – Der Substanzkonsum wird fortschreitend zur Priorität im Leben, die Substanz erhält Vorrang über andere Interessen, Vergnügungen, alltägliche Aktivitäten, Verpflichtungen oder die Gesundheitspflege bzw. persönliche Pflege. Der Substanzkonsum nimmt zunehmend eine zentrale Rolle im Leben der Person ein und verschiebt andere Aspekte des Lebens in die Peripherie. Er wird oft trotz des Auftretens von Problemen fortgeführt.

Richte ich mich nach dem in den USA gebräuchlichen DSM-5, wird schon sehr viel konkreter in Schweregrade einer Alkoholkonsumstörung unterteilt. Es gilt: Wenn innerhalb eines Zeitraumes von zwölf Monaten zwei bis drei der folgenden Kriterien zutreffen, wird eine milde, bei vier bis fünf Kriterien eine moderate und bei sechs bis elf Kriterien eine schwere Alkoholkonsumstörung diagnostiziert:

– Wiederholter Konsum, der zu einem Versagen bei der Erfüllung wichtiger Verpflichtungen bei der Arbeit, in der Schule oder zu Hause führt.

– Wiederholter Konsum in Situationen, in denen es aufgrund des Konsums zu einer körperlichen Gefährdung kommen kann.

– Wiederholter Konsum trotz ständiger oder wiederholter sozialer oder zwischenmenschlicher Probleme.

– Toleranzentwicklung gekennzeichnet durch Dosissteigerung oder verminderte Wirkung.

– Entzugssymptome oder deren Vermeidung durch Substanzkonsum.
– Konsum länger oder in größeren Mengen als geplant (Kontrollverlust).
– Anhaltender Wunsch nach oder erfolglose Versuche der Kontrolle.
– Hoher Zeitaufwand für Beschaffung und Konsum der Substanz sowie Erholen von der Wirkung.
– Aufgabe oder Reduzierung von Aktivitäten zugunsten des Substanzkonsums.
– Fortgesetzter Gebrauch trotz Kenntnis von körperlichen oder psychischen Problemen.
– Craving, d. h. starkes Verlangen oder Drang, die Substanz zu konsumieren.

Das dimensionale Konzept der Alkoholkonsumstörung scheint mir insbesondere deshalb sinnvoll, weil Alkohol eine süchtig machende Substanz ist. Jedem, der sie konsumiert, droht die Abhängigkeit; es ist lediglich individuell unterschiedlich, wie schnell dies geschieht. Bei der Entstehung einer Suchterkrankung haben viele Faktoren Einfluss, die wir selbst nicht beeinflussen können. Wer noch den Mythos der »Suchtpersönlichkeit« im Gedächtnis hat, der mache sich besser ganz schnell frei davon, denn Gene, Elternhaus, Persönlichkeit, Resilienz und persönliche Umstände haben alle gleichermaßen Einfluss auf die Ausprägung einer Suchterkrankung, während Bildung und Wohlstand uns keinesfalls davor schützen. Vor Dionysos sind alle Menschen gleich.

Wem die Kriterien aus DSM-5 oder ICD-11 immer noch zu vage formuliert sind, als dass er sich darin wiederfinden könnte, dem gefällt vielleicht der sehr deutliche und pragmatische CAGE-Test. Der CAGE-Test ist ein 1984 von Ewing entwickeltes Screening, das ursprünglich in Krankenhäusern Anwendung fand. Anästhesisten benötigen von Patienten möglichst genaue und stimmige Angaben zu ihrem Alkoholkonsum, da sonst Fehler bei der Dosierung des Narkosemittels passieren, die fatale Folgen bis hin zum Tod haben können. Da Alkoholismus vor über drei Jahrzehnten noch stärker stigmatisiert war, wurde über den eigenen Konsum viel gelogen und es wurden eher die Komplikationen während einer bevorstehenden Operation in Kauf genommen. Deshalb wurde der CAGE-Test entwickelt, der ganz unauffällig zu recht verlässlichen Ergebnissen führt. Er ist der älteste und am meisten verbreitete Test zum Screenen von Alkoholproblemen. »CAGE« steht für die vier Fragestellungen: »Cut down drinking«, »Annoyed by criticism«, »Guilty feelings« und »Eye-opener«.

Die folgenden Fragen sind mit ja oder nein zu beantworten:

– Hatten Sie jemals das Gefühl, dass Sie weniger Alkohol trinken sollten?
– Haben Sie sich jemals über Kritik an Ihrem Alkoholkonsum geärgert?
– Haben Sie sich jemals nach dem Trinken von Alkohol schlecht oder schuldig gefühlt?
– Haben Sie jemals morgens als erstes Alkohol getrunken, um Ihre Nerven zu beruhigen oder einen Kater loszuwerden?

Und so funktioniert die Auswertung:

– Null bis ein Mal mit Ja geantwortet: Alkoholmissbrauch unwahrscheinlich.
– Zwei bis vier Mal mit Ja geantwortet: Alkoholmissbrauch oder -abhängigkeit wahrscheinlich.

Viele, die zum ersten Mal mit dem CAGE-Test konfrontiert sind, reagieren mit einiger Bestürzung, aber auch mit einem Fünkchen

Erleichterung. Manches Mal werden Befürchtungen die eigene Person betreffend bestätigt und in jedem Fall wird sehr deutlich, wie häufig wir im eigenen Umfeld Alkoholismus begegnen, aber jovial schmunzelnd unter den sozialen Teppich kehren.

Selbst wenn man insgeheim schon lange ahnt oder sogar von außen bestätigt bekommt, dass man zu viel trinkt, scheint die naheliegendste Konsequenz vielen ein zu gewaltiger Schritt, als dass sie ihn aus eigener Kraft gehen könnten. Alkoholismus hinter sich zu lassen, ist mit großem persönlichem Aufwand und manches Mal mit der kompletten Umstrukturierung des eigenen Lebens verbunden. Kaum hat man den Endgegner besiegt, wird man auch schon in das nächste Level katapultiert, wo man sich völlig neuen Herausforderungen und Gegnern stellen muss. Die Gesellschaft hat ein reges Interesse daran, ehemals Alkoholabhängige wieder halbwegs funktionierend in die eigenen Reihen zu integrieren. Die Gesellschaft hat ebenfalls ein reges Interesse daran, weiterhin unbekümmert Alkohol trinken zu können. Insbesondere innerhalb von Familien mit ehemals Alkoholkranken kann das zu diversen Dilemmata führen. In allen Fällen trinkt der Freundeskreis weiterhin Alkohol und in den meisten Fällen möchte auch der engste Familienkreis nicht darauf verzichten.

Dabei liegt es auf der Hand, dass bei der Suchterkrankung eines einzelnen Menschen das Umfeld unbedingt bewusste und unbewusste suchtfördernde Verhaltensweisen ablegen muss. Abhängigkeit infiltriert sämtliche Lebensbereiche. Der Drang, die Substanz zu konsumieren, ist in Form von vielfältigen Reiz-Reaktions-Schemata neurologisch festgelegt. Besonders eng verknüpft sind hierbei private, oft wiederkehrende Abläufe. Das Glas Wein am Abend als Entspannungsritual wird erst zur lieben Gewohnheit, dann unabdingbar und schließlich zum Zwang. Ebenso sind zwischenmenschliche Abläufe mögliche Reize. Je fortgeschrittener die Abhängigkeit, desto mehr gute Gründe finden sich zu trinken. Ein entspannter oder romantischer Abend mit dem Partner oder aber auch ein Streit, beides kann Anlass geben und irgendwann ist der Anlass an sich gar nicht mehr relevant.

In Therapien werden diese Reiz-Reaktions-Schemata reflektiert und im Alltag nach der Reha gilt es dann, sie zu durchbrechen. Sofern das Umfeld nicht umfassend aufgeklärt ist, wird dieses Vorhaben enorm erschwert. Der Partner besteht vielleicht weiterhin darauf, am Abend zu Hause Wein zu trinken oder weicht im Bestfall auf Trinkgelegenheiten außerhalb der eigenen vier Wände aus. Im Freundeskreis werden – und das auch nur unter günstigen Bedingungen – Fragen gestellt wie etwa: »Darfst du jetzt wirklich gar nichts mehr trinken?« »Geht jetzt nicht mal ein Eierlikör?« Der eklatante Mangel an Aufklärung wird sich in unzähligen Momenten bemerkbar machen und der Betroffene ist dafür nicht etwa mit Argumenten gewappnet, sondern mit Strategien, wie er sich unbemerkt aus Situationen stehlen kann, die ihn in Versuchung bringen. Die Problematik wird nicht offen thematisiert, sondern hinter verschlossenen Türen therapiert.

Dass ich psychisch abhängig war, wird von meinem Umfeld und meiner Familie nur sehr zögerlich ernst genommen. Mein Partner trinkt grundsätzlich weiterhin Alkohol und hält auch zu Hause welchen auf Vorrat. Ohne Frage profitiert meine Familie von meiner Abstinenz. Ich bin jederzeit fahrtauglich, bei klarem Verstand und muss keine Kater mehr auskurieren. Das größte Benefit ist aber, dass ich meine Familie nicht länger meiner Abhängigkeit aussetze. Ich bin geduldiger, achtsamer, reflektierter, insgesamt glücklicher, belastbarer und psychisch ausgeglichen.

Mein Mann trinkt zwar nie allein, hat aber immer Bier im Flur, um eventuelle Gäste zu bewirten. Für mich ist das teils schwer nachvollziehbar, allerdings ist es leider die Regel, dass auch nach überwundener Alkoholkrankheit eines Familienmitgliedes Alkohol weiterhin Priorität eingeräumt wird und allenfalls Kompromisse möglich scheinen. Ich müsste aus dem Verhalten meines Mannes schließen, dass es wichtiger ist, eventuelle Gäste mit Bier versorgen zu können, als mich von möglichen Triggern fernzuhalten. Jederzeit spontan einen Kasten Bier mit zum Campingausflug nehmen zu können, ist wichtiger, als meine Rückfallgefahr in den eigenen vier Wänden so gering wie möglich zu halten. Vor allem scheint es wichtiger zu sein, immer Alkohol verfügbar zu haben, als unserem Sohn Abstinenz vorzuleben.

Seine Argumente für die Alkoholvorräte spiegeln sicher die Meinung vieler Menschen in meinem Umfeld:

- »Du kannst Alkohol eh nicht ganz aus dem Weg gehen!«
- »Du kannst doch jetzt nicht von anderen erwarten, auch aufzuhören!«
- »Die Menschheit hat schon immer den Rausch gesucht.« (ein Zitat seines Vaters)
- »Nur weil Du ein Alkoholproblem hast...«
- »Du musst auch loslassen können!« (gerne in Soberkreisen als Totschlagargument benutzt)

Bisher habe ich mich in dieser Art Konfrontation falsch verhalten und versucht, cool zu sein. Ich habe mich sogar dabei ertappt, wie ich diese hanebüchenen Argumente selbst benutzt habe, um mich zu integrieren, dabei ist es doch so:

- Ich kann Alkohol nicht komplett aus dem Weg gehen, aber ich kann ihn vermeiden, so gut es mir möglich ist, und ich darf von meiner Familie Unterstützung erwarten.
- Ich kann von niemandem erwarten aufzuhören, aber ich darf es mir für meine Liebsten wünschen und sie von meinen Standpunkten überzeugen.

- Die Menschheit hat schon immer den Rausch gesucht, aber doch nicht die Suchterkrankung.
- Ich tue absolut nichts von dem, was ich tue, nur weil ich ein Alkoholproblem habe. Ich tue es auch, damit mein Sohn eine Chance hat, später nicht in die gleiche Falle zu laufen und damit ich meinen Freunden vorleben kann, wie gut es sich nüchtern lebt und wie viel Potenzial jeder Einzelne noch zu entfalten hat, wenn er sich befreit.
- Mit »Loslassen« ist in diesem Fall gemeint, dass ich bei mir selbst bleiben und andere nicht missionieren soll, was sicher im Ansatz korrekt gedacht ist. Eine klare Grenze möchte ich dennoch dort ziehen, wo Loslassen in Verleugnen übergeht. Es gibt einen Unterschied zwischen Toleranz und mangelndem Rückgrat angesichts eindeutiger Missstände.

Ich möchte am liebsten künftig jedes »Du kannst doch nicht…!« mit einem »Doch, und du kannst das auch!« beantworten. Alkohol ist in unserer Gesellschaft überbewertet und überrepräsentiert. Jeder, der nüchtern lebt, sollte gezielt gegen den Strom schwimmen, damit langfristig ein Gleichgewicht der Werte entsteht. Wenn wir Alkohol weiterhin so bereitwillig den Weg ebnen, werden wir ihn in immer größerem Ausmaß akzeptieren und tolerieren.

Es gibt jetzt schon zu viele faule Kompromisse, die wir eingehen, weil wir uns nicht in der Lage fühlen, Alkohol zu kontrollieren. Begleitetes Trinken ist ab dem vierzehnten Lebensjahr gesetzlich erlaubt, obwohl hinreichend bekannt ist, wie schädlich das für ein sich noch entwickelndes Gehirn ist. Mit 0,5 Promille Blutalkohol-Gehalt gelten wir immer noch als tauglich, ein Kraftfahrzeug durch den Stadtverkehr zu führen. Das sind fast drei kleine Bier für einen Mann mit 80 kg Körpergewicht. Allein, dass der richtige Umgang mit einer Droge in Gesetzestexten an mehreren Stellen geregelt ist, scheint mir in höchstem Maße doppelmoralisch, suggeriert es doch, dass es ein staatlich geprüftes Richtig gibt.

Das Internet hält jede Menge Tipps bereit, wie man Kater bekämpft oder vermeidet, wie man seinen Blutalkohol-Gehalt berechnet, wann man nach Alkoholgenuss wieder stillen darf usw. Das sind nichts anderes als öffentliche Verhandlungen über mehr Spielraum beim Trinken. Wie weit können wir gehen, ohne uns zu einem Alkoholproblem bekennen zu müssen? Einfach abstinent zu leben, kommt den Wenigsten in den Sinn.

Ich habe mich für neue Familienregeln eingesetzt. Unser Sohn wird uns nicht mehr zu Events begleiten, bei denen Rauschtrinken praktiziert wird. Bier wird erst dann gekauft, wenn mein Mann Gäste erwartet. Mein Freundeskreis soll im Idealfall aus möglichst vielen abstinent lebenden Menschen bestehen, um mich zu schützen und meinem Sohn ein Gleichgewicht vorzuleben. Er soll wissen, dass es sich ganz fantastisch ohne Alkohol lebt.

Sobald man sich Sorgen um das eigene Trinkverhalten macht, sollte man aufmerken. Wenn man das erste Mal ängstlich »Bin ich Alkoholiker?« in die Suchzeile seines Browsers eingibt, steckt man wahrscheinlich schon seit ein paar Jahren mittendrin. Wir dürfen unserer Intuition vertrauen. Wir müssen Verantwortung für uns und für unsere Kinder übernehmen und dürfen nicht verdrängen, welche Konsequenzen unser Handeln hat.

»Wir machen weltweit viel Lärm, wenn ein Flugzeug abstürzt und 300 Menschen tötet, obwohl dies nur selten vorkommt; aber wir schweigen zum Alkoholkonsum, der jedes Jahr weltweit etwa 3 Millionen Menschen tötet.«

Dr. Yonas Tegegn Woldemariam /
WHO Länderbeauftragter Uganda

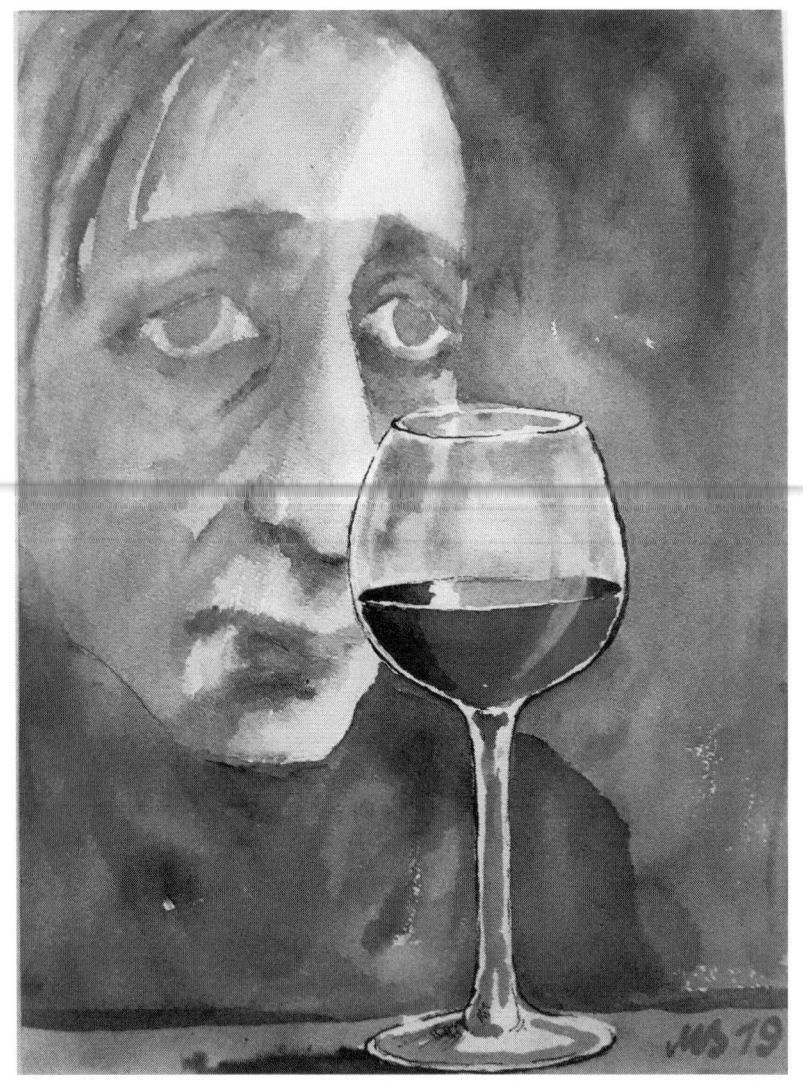

10. Let's talk about Alk, Baby!

Aufklärung und ein offener Austausch können bei der Bewältigung von Problemen helfen und den Zusammenhalt von Gruppen wie etwa Schulklassen stärken, doch es ist sehr schwer, Beteiligte und Betroffene zu bewegen, den Schülerinnen und Schülern ihre Geschichte darzulegen. Selbst die Möglichkeit, anonym zu bleiben, ist hier kein Allheilmittel. Auch die Aussicht, anderen damit zu helfen, löst kaum Hemmungen. Warum ist das so? Sollte man doch annehmen, dass Kinder mit der Schule einen Ort haben, wo sie Freunde finden und dem belastenden Familienalltag für einige Stunden entkommen können. Die größte Hemmschwelle besteht vielleicht darin, sich überhaupt vor anderen Menschen zu äußern, und ein weiterer erheblicher Faktor ist sicherlich, dass man erst einmal allein den Gedanken akzeptieren müsste, dass man selbst oder ein Angehöriger in die Falle geraten ist.

Über Alkoholprobleme spricht man eben nicht und die Erwachsenen sind in diesem Punkt den Kindern Vorbild. Den wenigsten Menschen ist bewusst, wie Sucht funktioniert, wo sie beginnt oder dass sie vielleicht längst direkt oder indirekt als Angehörige betroffen sind. Gesellschaft und Lobby verstärken diesen Effekt durch die Verherrlichung von Alkohol noch. Alkoholprobleme gibt es nur bei Menschen, die mit Alkohol nicht umgehen können. Das ist die klare Botschaft an unsere Kinder! Selbst Organisationen, die sich Alkoholprävention auf die Fahnen schreiben, stützen diesen Mythos teils. Bei der Bundeszentrale für gesundheitliche Aufklärung heißt es etwa: »Kenn Dein Limit«; ein Leitsatz, der beinahe zynisch klingt, bezogen auf eine stark süchtig machende Droge.

Kinder müssen mit den notwendigen und korrekten Informationen versorgt werden. Wir benötigen Aufklärung und gute Präventionsarbeit, um das Schweigen zu brechen. Präventive Maßnahmen können in Kindergärten, Schulen und auch in offene Kinder- und Jugendeinrichtungen eingebracht werden. Auch schon vor dem 14. Lebensjahr dürfen Kinder die Option eines abstinenten Lebens kennenlernen. Präventionsarbeit muss Scham- und Schuldgefühle nehmen, damit Kinder und Jugendliche sich trauen, offen zu sprechen. Der erhobene Zeigefinger oder eine vorwurfsvolle Haltung sind dabei kontraproduktiv. Präventive Maßnahmen sollen verhindern, dass etwas eintritt, und das wird nur erreicht, wenn mögliche Ursachen umfassend benannt werden. Alkoholismus ist mitunter deshalb so verbreitet, weil wir von klein auf lernen, Abhängigkeit in einem bestimmten Ausmaß als normal zu akzeptieren. Die Präventionsarbeit hat sich von der Gesellschaft Scheuklappen verpassen lassen und kontraproduktive Glaubenssätze übernommen.

Alkoholprävention wird in der achten Klasse durchgeführt und zielt darauf ab zu sensibilisieren, den ersten Alkoholkonsum hinauszuzögern, die Entscheidung für ein abstinentes Leben zu begünstigen oder zumindest den bewusst risikoarmen Konsum zu fördern. Erreicht werden soll dies mit Wissensvermittlung, Kurzinterventionen oder kontrollierten Trinkexperimenten. So vielversprechend manche Ansätze auch sind, der Bezug zum Alltag der Schüler fehlt noch immer an vielen Stellen. Es wird zu selten zur Sprache gebracht, wie viele Menschen den risikoarmen Konsum tatsächlich regelmäßig überschreiten, wo eine Abhängigkeit beginnt, was die Symptome sind und wie sich Alkohol auf die menschliche Psyche auswirkt. Tabuthemen – wie etwa der ambivalente Umgang der Gesellschaft mit der legalen Droge Alkohol – werden nicht angefasst und das Hauptaugenmerk liegt darauf, die Schüler vor dem Abgleiten in die Sucht zu warnen.

Kontrollierte Trinkexperimente in der Schule sehe ich überaus kritisch. Das Programm »lieber schlau als blau« setzt darauf, abschreckende Erfahrungen zu provozieren. Schüler nehmen unter Aufsicht eine vereinbarte Menge Alkohol zu sich und testen dann Promillewerte, Reaktionsfähigkeit und vermeintlichen Coolnessfaktor am eigenen Leib. Das Konzept ist psychologisch fundiert, gut gemacht und auch gut umgesetzt, trotzdem bleibt ein bitterer Beigeschmack. Die Widersprüchlichkeit in unserem Umgang mit Alkohol wird durch dieses Vorgehen noch unterstrichen. Es wird neben den abschreckenden Effekten suggeriert, dass man die Kontrolle über eine Droge erlangen kann. Es wirkt, als könne man eine Art Führerschein für's Saufen machen.

Es ist wissenschaftlich belegt, dass schon geringe Mengen Alkohol für das in der Entwicklung befindliche Gehirn schädlich sind. Es ist ein Fakt, dass Alkohol – genau wie jede andere Droge – bereits mit dem ersten Glas abhängig machen kann. Ich stelle mir die allgemeine Empörung vor, wenn Derartiges mit Zigaretten oder gar Kokain versucht würde. Nikotin ist ebenfalls eine legale Droge, hat aber mittlerweile einen so schlechten Ruf, dass Experimente am eigenen Leib damit überhaupt nicht infrage kämen. Es stellt sich für mich die Frage, ob solche Trinkexperimente nicht zur Verteidigung von Alkohol beitragen. Für die Schüler bleibt ungeklärt, warum eine süchtig machende Droge legal ist, überall getrunken, verherrlicht, verteidigt und einem manchmal nahezu aufgezwungen wird.

Bei Kurzinterventionen wird auf interaktive Wissensvermittlung gesetzt. Der Schüler und sein Umgang mit Alkohol werden mit einbezogen, statt über Frontalunterricht rein theoretisches Wissen zu vermitteln. Genau wie in der Suchthilfe der Alkoholabhängige im Mittelpunkt steht, ist auch in der Präventionsarbeit der potenziell Süchtige das Zentrum der Bemühungen. Auch hier fehlt die Verknüpfung zu Umfeld und Familie, obwohl diese Themen, insbesondere bei bereits durchlebten Belastungen, noch viel eindrucksvoller im Gedächtnis bleiben könnten. Negative Erfahrungen im Zusammenhang mit Alkohol müssen in Kurzinterventionen thematisiert und aufgearbeitet werden, aber in der Praxis wird viel zu oft noch so getan, als hätten wir alle einen echten Alkoholiker maximal von Weitem irgendwann einmal am Bahnhof gesehen. Das Wissen, dass jedes fünfte Kind in einer alkoholbelasteten Familie aufwächst, sollte in den Raum gestellt werden. Niemand muss sich als Betroffener outen, entscheidender ist, was in diesem Moment in den Köpfen passiert. Nur so ist es möglich, die gedankliche Brücke in die eigenen vier Wände zu schlagen. Nur so kann ein Bewusstsein dafür entstehen, wie viel Schaden Alkohol tatsächlich verursacht.

Die Wissensvermittlung ist schließlich der gute alte Frontalunterricht. Die Themen werden vielfältig gewählt und reichen sogar bis zum sozialen Kontext, in welchem Alkohol steht. Trotzdem bekommen viele den Eindruck, dass es sie nicht betrifft und nie betreffen wird, dabei steckt jeder Fünfte bereits mittendrin in einer familiären Alkoholproblematik. Es ist kaum möglich, das Wissen aus der Schule mit den Missständen in der Familie zu verknüpfen. Auch nach der Alkoholprävention ist Alkohol immer noch legal, immer noch eine Droge und wird immer noch verherrlicht und verharmlost. Väter oder Mütter sind noch immer gereizt und brutal, und man hat als Kind noch immer keine Vorstellung, warum das so ist und wieso zu Hause alles so furchtbar falsch läuft. Der präventive Themenkatalog muss dringend erweitert werden um:

– Umgang der Gesellschaft mit Alkohol und dessen Verherrlichung und Verharmlosung.
– Alkoholismus, verschiedene Trinker-Typen und deren Merkmale.
– Co-Abhängigkeit.
– Auswirkungen von Alkoholismus auf die Familie und mögliche Anlaufstellen für Kinder und Jugendliche, die mit alkoholkranken Eltern aufwachsen.

– Auswirkungen von regelmäßigem erhöhtem Konsum auf die Psyche.

– Rausch- und Risikokonsum sowie psychische und körperliche Abhängigkeit.

– Die verschiedenen Betrachtungsweisen nach DSM-5 und ICD-11.

– Transgenerationale Weitergabe von Alkoholsucht.

Hier noch ein paar Fakten, die in der Alkoholprävention nach meiner Ansicht unbedingt Erwähnung finden sollten:

– Alkohol ist ein Depressivum. Allein dieser Satz sollte in der Alkoholprävention regelmäßig fallen. Durch den unnatürlich hohen Ausstoß an Dopamin und anderen Botenstoffen im Rahmen eines Alkoholrausches zehrt der Körper einen Großteil der Bausteine für unsere Hormone und Botenstoffe auf und hat diese in den Tagen danach nicht mehr zur Verfügung. Die Folge ist, dass wir uns niedergeschlagen, gereizt und deprimiert fühlen.

– Alkohol greift massiv in unseren Botenstoff- und Hormonhaushalt ein, beeinflusst unsere Schlafqualität negativ und lässt uns verlernen, auf natürliche Reize hin Dopamin auszuschütten. Wer in riskantem Maße trinkt, wird also – einfach ausgedrückt – stumpf und benötigt Alkohol, um sich wieder lebendig und glücklich zu fühlen.

– Alkohol nur herunterzuschlucken erhöht bereits das Risiko von Mundhöhlenkrebs bis um das Dreißigfache und natürlich ist der ganze Körper bei regelmäßig erhöhtem Konsum einem sehr viel höheren Risiko ausgesetzt, Krebserkrankungen zu entwickeln.

– Alkohol ist in keiner Menge gesundheitsfördernd. Ich hoffe, dass ich Ihnen, liebe Leserin, lieber Leser, das nicht weiter ausführen muss. Antioxidantien finden sich in dunklen Trauben und nicht in Ethanol.

– Um Alkohol zu verkaufen, werden wir von Industrie, Winzern und Alkohollobby gezielt manipuliert. Aus den Fehlern der Tabaklobby hat man zwar gelernt, aber das macht die Manipulation nur noch perfider. Niemand leugnet, dass Alkohol süchtig und krank machen kann, aber das passiert laut Lobby nur einigen wenigen willens- und charakterschwachen Menschen. Der Rest kann angeblich mit unserem wertvollen Kulturgut umgehen und hat sich unter Kontrolle.

Interessant ist hierbei, dass, wenn alle Menschen in Deutschland risikoarm trinken würden, der Verkauf von Alkohol um 50 Prozent sinken müsste. Der errechnete Pro-Kopf-Verbrauch von Reinalkohol pro Jahr unter Berücksichtigung aller Personen ab 15 Jahren Lebensalter liegt derzeit bei zehn Litern. Risikoarm wäre ein Jahresverbrauch von 6,5 Litern, und berücksichtigt man, dass nicht alle Menschen Alkohol trinken, kämen wir bei einem deutschlandweiten konsequent risikoarmen Konsum höchstens auf einen Pro-Kopf-Absatz von fünf Litern pro Jahr. Kurz gesagt: Risikoarmer Konsum würde die Alkoholindustrie und Winzergenossenschaften gewaltig in die Knie zwingen und liegt deshalb gar nicht im Interesse derselben.

Risikoarm bedeutet nicht einmal völlig gefahrlos und erst recht nicht gesund. In Fachkreisen ist dieser Begriff deshalb auch längst überholt und nicht mehr gebräuchlich. Die dafür veranschlagte Menge ist zudem für die meisten Alkoholkonsumenten völlig uninteressant. Risikoarm bedeutet für Frauen ein kleines Glas Bier pro Tag bei zwei abstinenten Tagen pro Woche. Das sind zwölf Gramm Alkohol und die sind in der Wirkung kaum spürbar. Man muss sich fragen, warum man sich überhaupt angewöhnen sollte, regelmäßig eine geringe Menge Zellgift zu sich zu nehmen, deren Wirkung man nur minimal spürt, die aber nicht völlig ungefährlich für die eigene Gesundheit ist. In meinen Augen ist risikoarmer Konsum eine Schimäre, ein konstruiertes Wunschdenken, das Alkohol als Volksdroge rechtfertigt.

Diese und andere Wahrheiten über Alkohol müssen in der Präventionsarbeit vermittelt werden; die hier vorgebrachten Gründe sind nur die für mich beeindruckendsten Fakten über Alkohol. Wider Erwarten macht Alkohol weder glücklich noch baut er Stress ab, er wirkt nicht bewusstseinserweiternd und macht uns erst recht nicht witziger oder gar eloquenter. Alkohol ist giftig, macht süchtig und eignet sich hervorragend zum Desinfizieren – eben weil er ein Zellgift ist. Ohne die Verherrlichung durch die Gesellschaft ist bei näherer Betrachtung plötzlich nicht mehr nachvollziehbar, was Alkoholkonsum so attraktiv und zu einem vermeintlichen Genuss machen sollte. Alkohol enthemmt und fördert damit Fehlverhalten und Übergriffe. Übermäßiger Konsum ist eher die Regel als die Ausnahme und führt zu zwischenmenschlichen Problemen. Nicht nur im Rauschzustand reagieren wir unkontrolliert, auch in der Zeit, in der Alkohol vom Körper abgebaut wird – und das dauert insgesamt bis zu zehn Tage –, neigen wir eher zu Gereiztheit, Ungeduld und Verstimmungen.

Selbst erwachsene Menschen – und jedes fünfte Kind stammt statistisch betrachtet aus einer durch Alkoholismus belasteten Familie – reden nicht offen über die Missstände, die Alkohol unserer Gesellschaft beschert. Der Grund ist oft die eigene Verstrickung in entweder eine Abhängigkeit, co-abhängiges oder suchtförderndes Verhalten. Wir fühlen uns wie im Glashaus und niemand wagt es, Steine zu werfen.

Enttabuisierung und das offene Gespräch haben schon immer Wunder bewirkt. Es liegt in unser aller Interesse und Verantwortung, Missstände zu beheben und einander zu helfen. Das Beste ist, dass es dafür keine Schule, keine Klasse und auch keinen Vortrag braucht. Es genügt ein offenes Wort an der richtigen Stelle, um im eigenen Umfeld etwas zu bewegen. Wir können ins Gespräch kommen und gemeinsam falsche Denkmuster entlarven und korrigieren. Wir können unseren Kindern die Möglichkeit geben, nicht die gleichen Fehler zu begehen wie wir. Gewalt, Vernachlässigung und Demütigung, die wir erfahren oder zugefügt haben, sind nicht einfach hinnehmbar. Wir müssen diese Problemkomplexe aufarbeiten und Hilfen zur Aufarbeitung bereitstellen. Betroffene muss man nicht lange suchen. Es genügt, bis fünf zählen zu können.

Ich bin die Frage, die du meidest.

[Unbekannt]

11. Wie bestehende Ressourcen besser genutzt werden können

Unsere ambivalenten Einstellungen zu Alkohol machen allein den Versuch der Behandlung von Erkrankungen und psychischen Störungen, die durch diesen entstehen, zu einem regelrechten Spießrutenlauf. Therapie und Selbsthilfe müssen hinter verschlossenen Türen stattfinden. Die Außenwelt soll mit den entstandenen Problemen nicht behelligt werden. Gleich ob Abhängigkeit oder Co-Abhängigkeit: In derzeit angewandten Therapien werden Strategien vermittelt, die Betroffene vom Rest der Gesellschaft lösen, dabei werden doch beide Phänomene in ihrer Entstehung massiv gesellschaftlich gefördert.

Durch die Stigmatisierung werden Angehörige von alkoholkranken Menschen gleich mit in Sippenhaft genommen. Es ist nicht verwunderlich, dass die nächste Verwandtschaft extrem bemüht ist, das Problem im stillen Kämmerlein zu lösen, indem auf den abhängigen Menschen eingeredet, ihm gedroht oder dieser manipuliert wird. Was sollen denn sonst die Nachbarn denken? Mitunter entsteht dadurch Co-Abhängigkeit, die wiederum mit ihrem eigenen Stigma einhergeht.

Die einzig gangbare Lösung für Menschen, die unbestreitbar erkrankt sind, ist, sich von Auslösern ihrer Krankheit fernzuhalten. Leider ist jedoch in diesen Fällen mitunter das soziale Umfeld der Auslöser: das suchtfördernde Verhalten, das Schweigen, der Mangel an Aufklärung und das letztendlich verhängte Stigma. Es ist als Mensch jedoch niemals sinnvoll, sich von anderen Menschen fernzuhalten. Das kann nur zu neuen, anderen psychischen Erkrankungen führen. Ein achtsamer und integrativer Umgang miteinander,

der präventiv wie auch heilend wirkt, wäre eine wesentlich bessere Lösung für alle. Hierfür brauchen wir eine umfangreiche und tiefgreifende Vernetzung der Hilfsangebote und wesentlich mehr Offenheit und Aufklärung.

Therapien müssen ganzheitlich wirken, ziehen derzeit aber Gräben. Angehörige sind aus der Behandlung der Abhängigen weitestgehend ausgeschlossen und erlernen als Co-Abhängige ihrerseits Strategien, sich mental von suchtkranken Menschen zu lösen. Das mittelbare Umfeld hat erst gar keine Einblicke in den Heilungsprozess und wird so weiterhin suchtförderndes Verhalten an den Tag legen. Diese ungünstigen Zusammenhänge lassen sich scheinbar nicht auflösen und Fortschritte passieren nur sehr zögerlich, Rückschritte hingegen öfter. Am Beispiel der Kinder aus Alkoholikerfamilien möchte ich deutlich machen, wie diese Entwicklung vonstattengeht und an welchen Stellen sie bedauerlicherweise scheitert bzw. wo ungenutztes Potenzial schlummert. Kinder sind in meinen Augen ein wichtiger Schlüssel, denn sie übernehmen den fahrlässigen Umgang mit Alkohol und tradieren ihn ihrerseits.

In den 1990er-Jahren wurden erste Selbsthilfeangebote für Kinder initiiert, die mit alkoholkranken Eltern aufgewachsen sind. Leider findet man solche Gruppen heute – mehr als 30 Jahre später – trotzdem noch viel zu selten. Damals gegründete Initiativen bestehen zwar teils heute noch und bringen nachweislich Erfolge, doch haben derartige Angebote niemals die notwendige Flächendeckung oder Niedrigschwelligkeit erlangt. Letztlich ist es an den Eltern, ihre Kinder entsprechenden Maßnahmen zuzuführen, doch wegen der starken Stigmatisierung passiert dies in den meisten Fällen nicht.

Sofern Kinder aus Suchtfamilien notwendigen Behandlungsmaßnahmen zugeführt werden, sollten diese bestimmte Kriterien erfüllen, damit sie nachhaltig wirksam sein können. Zu diesen Kriterien zählen unter anderem Niedrigschwelligkeit, Beständigkeit (auch in personeller Hinsicht) und Langfristigkeit. Fehlt nur einer dieser

Faktoren, kann es bereits sein, dass die Maßnahme sich im Nachhinein als ungenügend herausstellt. Vermittelte Inhalte mögen stimmig sein, aber fehlt es an langfristiger Betreuung, bleibt alles nur ein sprichwörtlicher Tropfen auf den heißen Stein.

Patenschaften oder Sozialarbeiter an Schulen, an die sich Kinder und Jugendliche wenden können, stellen in meinen Augen eine Option dar, die auf vielen Ebenen sinnvoll greift. Selbsthilfegruppen oder Psychotherapien bieten ähnliche Vorzüge. Es kann bei Bedarf Anonymität gewährleistet werden und alle oben genannten Kriterien – Niedrigschwelligkeit, Beständigkeit und Langfristigkeit – sind erfüllt. Beständigkeit ist von großer Bedeutung für eine vertrauensvolle Beziehung zum Berater und eine vertrauensvolle Beziehung zum Berater ist wiederum Voraussetzung für den Erfolg aller weiteren Maßnahmen.

Jede Maßnahme, die isoliert stattfindet, wird eher früher als später an Grenzen stoßen. Das Umfeld muss mit einbezogen werden und im Falle von Kindern aus Alkoholikerfamilien entsteht an dieser Stelle meist auch Bedarf an therapeutischen Angeboten für die Angehörigen. Alkoholkranke Eltern benötigen ihrerseits eine Behandlung und auch dem co-abhängigen Elternteil muss gleichermaßen Aufklärung wie auch Psychotherapie angeboten werden können. Hierfür müssen Anlaufstellen kooperieren und sich vernetzen. Mindestens eine Bindungsperson muss hinter den Maßnahmen stehen, das Kind zu Hause bei der Umsetzung von Erlerntem unterstützen und letztlich, bei sehr jungen Kindern, zumindest sicherstellen, dass Termine auch wahrgenommen werden können. Auch diese Bindungsperson durchläuft hierbei eine Entwicklung, für welche die entsprechende Bereitschaft vorhanden sein muss. Sind diese Voraussetzungen nicht gegeben, kann keine Form der Therapie nachhaltige Erfolge einbringen. Rückschritte sind vorprogrammiert und in manchen Fällen ist sogar zu befürchten, dass Kinder dafür bestraft werden, das Schweigen gebrochen und sich jemandem anvertraut zu haben. Wenn die Familie nicht ebenfalls lernt, die Problematik klar zu benennen, kann keine nachhaltige Reflexion stattfinden.

Einige Hilfsangebote weisen selbst co-abhängige Züge auf, indem bei Lösungsansätzen nicht das Kind und dessen Problematik im Mittelpunkt stehen, sondern über das Kind versucht wird, den süchtigen Elternteil zu manipulieren. Eine solch indirekte und nicht einmal vom Betroffenen gewünschte Therapie muss das Gegenteil von dem bewirken, was angestrebt wird. Selbstverständlich wird die Bindungsperson das nicht hinnehmen. Dadurch gerät nicht nur die eigentlich hilfesuchende Person aus dem Fokus – was an sich schon fatal genug ist –, sondern die Situation zu Hause wird sich voraussichtlich eher noch verschlimmern.

Ein weiteres wichtiges Kriterium für wirksame Hilfsangebote ist Flächendeckung, aber stattdessen existiert ein verheerender Mangel an Angeboten für Kinder, und falls doch Angebote vorgehalten werden, sind diese oft nur kurzfristig angelegt, werden schlecht angenommen und verlaufen schnell wieder im Sande. Um alle genannten Kriterien zu erfüllen, lande ich in gedanklicher Konsequenz bei den großen Institutionen, in denen Kinder Betreuung oder auch Erziehung erfahren. Alle Arten von Schulen, Kirchen, Vereinen, Gewerkschaften und sogar Kindertagesstätten und Jugendzentren brauchen Schulungen. Es müssen gangbare Konzepte vermittelt werden, innerhalb derer die Kinder und Jugendlichen Aufklärung, Stärkung und Rückendeckung erfahren; in denen sie lernen, wie viele tatsächlich betroffen sind und wie sie sich durch Austausch und Zusammenhalt gegenseitig unterstützen können.

Ressourcen der Suchthilfe

In den meisten Fällen wenden sich Menschen mit Veränderungsbereitschaft an die Suchthilfe. Im Einzelfall kann dieser Wille zwar auch fremdmotiviert sein, zum Beispiel um den Führerschein wiederzubekommen, aber als Berater hat man auf jeden Fall einen Fuß in der Tür. Diese Konstellation eröffnet Möglichkeiten, die sich sonst an keiner Stelle ergeben und entsprechend genutzt werden sollten.

Wie Anfang der 1990er noch üblich, sollte eine der ersten Fragen an den Betroffenen bei der Konsultation einer Suchtberatung oder Selbsthilfegruppe jene nach der Familienkonstellation sein. Diese Frage allein öffnet den Blick auf die gesamte Problematik und wird eine wesentlich gezieltere und effektivere Therapie ermöglichen.

Von Sucht betroffene Eltern müssen in Beratungs- und Therapieangeboten darauf aufmerksam gemacht werden, dass ihre Angehörigen unter ihrer Suchterkrankung und ihrem Verhalten leiden. Gerade die Verantwortung für ein Kind kann ein wichtiges Motiv zur Bewältigung der Sucht sein. Zudem benötigen diese Eltern konkrete Informationen über die frühkindliche Entwicklung und das Entstehen von Traumata im Zusammenhang mit einer Suchtbelastung in der Familie.

Der co-abhängige Elternteil darf nicht weiterhin aus der Beratung ausgeschlossen werden und muss ebenfalls intensiv informiert werden, welchen Strapazen Kinder in suchtbelasteten Familien ausgesetzt sind. Der co-abhängige Elternteil muss aufgefordert werden, sich auf die Fürsorge für seine Kinder zu besinnen.

Der Bedarf an deutschlandweiten Hilfsangeboten für Kinder aus suchtbelasteten Familien ist durchaus gegeben, auch wenn die Nachfrage derzeit noch nicht vorhanden zu sein scheint. In diesem Fall müssten Angebot und Aufklärung die Nachfrage bewirken. Kinder und Jugendliche aus Alkoholikerfamilien, gleich ob sie noch Kinder oder schon erwachsen sind, würden von Selbsthilfegruppen oder

Therapieangeboten, die eng mit der Suchthilfe vernetzt sind, enorm profitieren. Wie auch bei einem von Sucht betroffenen Menschen darf nicht ausgeklammert werden, wie Abhängigkeit, Co-Abhängigkeit und Suchtförderung zusammenhängen. Keine der drei beteiligten Parteien darf aus der Verantwortung genommen werden, sonst können wichtige Ressourcen nie effektiv genutzt werden.

Suchtberater aller Institutionen benötigen regelmäßigen Austausch, Fortbildungen und Standards, die sie in ihrer Beratung anwenden können. Eine fundierte Beratung darf nicht auf der Perspektive und Meinung des Beraters beruhen. Immer noch werden Hilfesuchende mit der Aussage wieder nach Hause geschickt, sie hätten angeblich kein ernstzunehmendes Problem. Man kann sich leicht ausmalen, dass dann nach Kindern gar nicht erst gefragt wurde.

Anbieter von auf Kinder ausgerichteten Hilfsangeboten – wie die Flaschenkinder Iserlohn e.V., Caritas-Berlin und die Smily-Kids – müssen übersichtlich gelistet werden und diese Listen niedrigschwellig öffentlich verfügbar sein.

Kinder müssen im Zuge einer Beratung über das suchtbedingte Fehlverhalten ihrer Eltern aufgeklärt werden und ihre eigenen Schlüsse daraus ziehen dürfen, um selbst als Erwachsene Verantwortung für ihr Handeln und ihren Umgang mit Alkohol zu übernehmen.

Grundlage für erfolgreiche Hilfsangebote für Kinder und Jugendliche müssen mitunter Aufklärung und Schulung für bestehende Selbsthilfegruppen und Suchthilfe-Institutionen sein. Das Leid der Kinder in suchtbelasteten Familien ist im Bewusstsein der Allgemeinheit noch immer völlig unterbewertet. Aktuelle Maßnahmen greifen bei von Sucht Betroffenen, berücksichtigen aber nicht die transgenerationale Problematik.

Ressourcen der Schulen

Schule und/oder Kita bilden gemeinsam mit den Eltern eine Erziehungsgemeinschaft. Auch hier liegt viel ungenutztes Potenzial. Sofern Probleme erkannt werden, welcher Art auch immer, darf die Schule ihre Verantwortung auch wahrnehmen. Rauchen, Trinken oder suchtfördernde Aussagen und Handlungen müssen nicht schweigend hingenommen werden. Es entspricht gesunden Grenzen und Regeln, wenn eine Lehrkraft Auffälligkeiten mit den Schülern wie auch deren Eltern bespricht. Notwendig ist hierbei die Kommunikation auf Augenhöhe mit allen Beteiligten.

Lehrerinnen und Lehrer müssen geschult werden, mögliche Suchtproblematiken bei Schülern oder innerhalb derer Familien zu erkennen und angemessen zu thematisieren. Für Gespräche mit einzelnen Kindern muss dabei höchste Vertraulichkeit gelten. Die Gefahr der Ausgrenzung oder des Mobbings durch Mitschüler ist derzeit durch den Mangel an Aufklärung noch zu groß. Auch das betroffene Kind sollte so beraten werden, dass es diese Gefahren erkennt und daraufhin bewusst mit der Situation und Information umgeht.

Aufklärung zu Alkoholismus benötigt einen höheren Stellenwert in den Lehrplänen. Der alltägliche Alkoholismus ist derart verbreitet, dass es nicht damit getan sein kann, Alkohol, alle anderen Drogen, Sucht allgemein und Suizidgefährdung in etwa mit dem gleichen Aufwand oder sogar im selben Aufwasch abzuhandeln. Kooperationen mit Präventions-Helfern sind dafür unerlässlich, um die Botschaft nicht durch die individuelle Einstellung und Meinung der Lehrkräfte zu verwässern.

Eine Tätigkeit im Bereich Alkoholprävention sollte für interessierte und bereitwillige Helfer leichter zugänglich sein. Menschen, die zum Beispiel erfolgreich eine Suchterkrankung überwunden haben und in der Suchtberatung tätig sind, könnten nach kurzen

Fortbildungen Aufklärung in Schulen durchführen. Sie sind durch ihre Erfahrungen glaubwürdig und potenziell dauerhaft Ansprechpartner. Der Bedarf ist zu hoch, als dass jeder Schule regelmäßig ein Mitarbeiter einer Suchtberatungsstelle oder ein Fachpädagoge gestellt werden könnte.

Suchtbelastung in Familien und die damit einhergehenden Belastungen für die Kinder könnten in Projektwochen, Einzelprojekten oder im Rahmen von AGs thematisiert werden. Die Kinder können so einen eigenen kreativen Umgang damit finden, sich solidarisieren und zur Aufarbeitung und eigenen Aufklärung beitragen. In der Prävention existieren bereits vergleichbare Ansätze. Exemplarisch ist hier das Programm »Tom und Lisa« der Villa Schöpflin zu nennen.

Ressourcen der Eltern

Als ein von Sucht Betroffener in eine Familie eingebunden zu sein, ist eine Ressource im Prozess der Heilung. Ich sehe hierbei nicht nur den Rückhalt, den Angehörige geben können, sondern auch die Kraft, die aus Verantwortung heraus entsteht. Es ist weder inmitten noch nach Bewältigung einer Suchterkrankung förderlich, sich in eine Opferrolle zu kuscheln. Dieses Verhalten stützt dysfunktionale Schemata und damit Konsummuster. Will man alte Muster durchbrechen, muss man aus seiner Komfortzone treten.

Von Abhängigkeit betroffene Eltern müssen über ihren eigenen Schatten und auch den der Stigmatisierung springen und das Einbeziehen ihrer Familie als Chance begreifen. Es ist sicherlich schwer – in einer Gesellschaft, die Alkohol verherrlicht und die Schuld an Abhängigkeitserkrankungen auf einige Wenige schiebt, die sich vermeintlich nicht im Griff haben –, den eigenen problematischen Alkoholkonsum einzugestehen und sich Hilfe zu holen. Anders sähe dies aus, wenn die Familie zusammenhält und die Bedürfnisse aller

Mitglieder gleichrangig behandelt werden. Wie dieser Zusammenhalt gestaltet werden könnte, müssen Beratungsstellen vermitteln und dabei ebenfalls die ganze Familie einbeziehen.

Von Abhängigkeit Betroffene müssen das Leid, das sie bei ihren Angehörigen verursachen, anerkennen. Eine Suchterkrankung kann mithilfe einer Therapie und der entsprechenden Bereitschaft gut behandelt und zum Stillstand gebracht werden. Wichtig ist, dass Suchtkranke selbst Schemata und Verhaltensmuster durchbrechen, die ihre Abhängigkeit erhalten. Hierzu gehört zum Beispiel die Wechselwirkung aus Schuldgefühlen und Aggression: Im Rausch ausgeübte Übergriffe lösen Schuldgefühle aus, die dann wiederum mit dem Rauschmittel betäubt werden, was zu neuen Übergriffen führt.

Der co-abhängige Elternteil muss sich seinerseits sein Fehlverhalten eingestehen. Co-Abhängigkeit ist eine substanzungebundene Suchterkrankung und muss als solche behandelt und therapiert werden. Voraussetzung hierfür ist allerdings – wie auch bei substanzgebundenen Abhängigkeiten – die Bereitschaft des Betroffenen.

Öffentliche Ressourcen

Social Media müssen das Thema altersgerecht und unter Wahrung des Datenschutzes aufgreifen, denn ihnen kommt eine immense Bedeutung bei der Meinungsbildung zu.

Kinder und Jugendliche in dysfunktionalen Familien müssen die Möglichkeit bekommen, sich mit intakten Familien zu vergleichen. Sie brauchen eine faire Chance, selbst Missstände in der eigenen Familie zu erkennen. Es sollte mehr Aufklärung zum Thema erfolgen. Zuständig könnten hier Kitas, Schulen, Vereine, Gewerkschaften und kirchliche Einrichtungen sein. Themenbereiche, in denen das bereits umgesetzt wird, sind zum Beispiel Ernährung oder Ökologie.

Der Schutz von Kindern vor Suchtstoffen muss gesetzlich konkreter verankert werden. Es muss zudem viel klarer geregelt sein, wie Kinder vor süchtigen Eltern und damit einhergehenden dysfunktionalen Strukturen geschützt werden können. Da Alkohol von der Gesellschaft nicht oder nur zögerlich als Droge betrachtet wird, benötigt er auch in Recht und Gesetz eine Sonderstellung. Sein derzeitiger Stand als Genussmittel ist in Anbetracht der Statistiken zu Problemen und Kosten durch problematischen Alkoholkonsum wohl kaum noch gerechtfertigt.

12. Wie es zu einer
Kinder-Selbsthilfegruppe kommt

Ein umfassendes Angebot an Selbsthilfegruppen für Kinder ist das letztendliche Ziel. Alles, was dazwischen passiert, sind Etappenziele. Gruppen für Erwachsene gibt es in nahezu ausreichender Zahl und sogar die erwachsenen Angehörigen haben sich schon ein gutes Stück weit emanzipiert und können auf sie zugeschnittene Angebote der Selbsthilfe in Anspruch nehmen. Jede Selbsthilfegruppe für Kinder, die in Gang gebracht wird, bedeutet Bestätigung und Hoffnung zugleich. Jedes einzelne Hilfsangebot an diese spezielle Zielgruppe belegt zum einen, dass Aufklärung und Prävention funktionieren, und gibt zum anderen Hoffnung, dass generationsübergreifender Alkoholismus gestoppt werden kann. Ohne die Offenheit der Gesellschaft kann Aufklärung weder angenommen noch gestaltet werden. Der Weg hinaus führt natürlich über dieselben Stolpersteine und Hürden wie der Weg hinein in die Misere. Selbsthilfe für Kinder ist wie eine kleine, zarte Pflanze in einer kargen Endzeitlandschaft. Sie ist der Beweis für das Leben und gibt Hoffnung auf mehr.

Es gibt im Geheimen einen enormen Bedarf an Hilfsangeboten für Kinder aus Alkoholikerfamilien. Gehen wir davon aus, dass derzeit etwa 2,65 Millionen Kinder in suchtbelasteten Familien aufwachsen und nur etwa 10.000 Kinder- und Jugendlichen-Psychotherapeuten erfasst sind, dann wird deutlich, dass die Zahl der Therapieplätze bei Weitem nicht für alle Kinder ausreichen kann. Wir brauchen zahlreiche alternative Hilfsangebote, die einfach zu organisieren und in großer Zahl verfügbar sind. Mitunter ist durch diese Problemstellung die Selbsthilfe entstanden. Menschen helfen

Menschen unbürokratisch, niedrigschwellig, langfristig und flächendeckend.

Das Konzept der Selbsthilfegruppen für Kinder wirft sogar bei erfahrenen Suchtberatern Fragen auf. Wie sollen die Kinder erreicht werden? Wie kann die Teilnahme ermöglicht werden, gerade wenn zu Hause durch die Abhängigkeit eines Elternteils oft nur das Nötigste funktioniert? Erhalten die Kinder das Einverständnis ihrer Eltern, eine solche Gruppe zu besuchen, wo mit einem solchen Schritt doch die Stigmatisierung verbunden sein kann? An diesen Fragen kann man scheitern, muss man aber nicht. Es ist sinnvoll, sich in erster Instanz an die Eltern zu wenden. Jene, die bereits persönliche positive Erfahrungen mit Selbsthilfeangeboten gemacht haben und diese sogar regelmäßig nutzen. Hier handelt es sich oft um Menschen, die in ihrer Kindheit selbst Traumata erfahren und Bedarf an Gesprächen und Austausch haben.

Wenn Sie sich fragen, ob Sie eine Selbsthilfegruppe gründen und leiten sollten, gibt es in meinen Augen nur wenig, was dagegenspricht. Insbesondere wenn Sie selbst betroffen sind und auf der Suche nach geeigneten Gruppen nicht fündig werden, sind Sie geradezu prädestiniert, eine eigene Gruppe ins Leben zu rufen. Sie helfen sich selbst und geben anderen Menschen die Möglichkeit, sich selbst zu helfen. Deshalb heißt es Selbsthilfegruppe. Das Sich-selbst-Helfen unterliegt keinerlei Reglements. Niemand schreibt Ihnen amtlich vor, wie Sie sich selbst zu helfen haben, und deshalb ist es denkbar einfach in der Umsetzung. Ein paar Tipps kann ich Ihnen dennoch an die Hand geben:

- Gehen Sie mit Verantwortungsbewusstsein an die Sache heran.
- Es gibt staatliche Fördermittel, die Sie beantragen können.
- Selbsthilfekontaktstellen können Sie bei organisatorischen Fragen rund um die Gründung unterstützen. Weitere Informationen finden Sie auf der Seite *nakos.de*.

- Machen Sie über Flyer, Plakate, Aushänge, Social-Media oder sogar Kleinanzeigen auf sich aufmerksam und sammeln Sie Interessenten.
- Legen Sie Regeln – insbesondere für die Kommunikation – fest (zum Beispiel TZI - Themenzentrierte Interaktion nach Ruth C. Cohn).
- Beachten Sie Schweigepflicht und Datenschutz.
- Prüfen Sie Ihre Talente. Sie sind manchmal Diplomat, Mediator und Redner in einem.

Wenn Sie – noch immer oder jetzt erst recht – eine Selbsthilfegruppe ins Leben rufen möchten, beginnen Sie am besten mit einer für alkoholabhängige Erwachsene und/oder Angehörige von Suchtkranken. Diese Form der Gruppe ist etabliert, jeder weiß, was ihn erwartet und Sie bekommen schnell eine ausreichende Anzahl von Teilnehmern zusammen. Fragen Sie nach den Kindern, den Angehörigen und was diese an Belastungen durch die Suchterkrankung erfahren. Sie werden sehr schnell feststellen, wie viel Erleichterung es jedem Einzelnen bringt, sich von der Seele reden zu können, was hinter verschlossenen Türen passiert.

Ich halte es für denkbar, dass die Spezialisierung einer Gruppe auf eine bestimmte Klientel förderlich sein kann. Wenn Sie von vornherein gezielt alkoholkranke Eltern adressieren, ist es thematisch nur noch ein Katzensprung hin zu den Kindern. Wahrscheinlich wird eine Fokussierung auf bestimmte Teilnehmer eher in Großstädten funktionieren. Im ländlichen Bereich, bei geringerer Bevölkerungsdichte, müssen Sie wohl oder übel ein breiteres Publikum einladen und trotzdem gibt es auch hier brauchbare Optionen.

Eine weitere Möglichkeit besteht etwa im Schaffen thematischer Überschriften. Erwachsene Teilnehmer einer Selbsthilfegruppe könnten dazu eingeladen werden, eigene negative Erfahrungen mit alkoholisierten Erwachsenen oder sogar alkoholkranken Eltern aus ihrer Kindheit mit der Gruppe zu teilen. Auf diesem Weg kann Aufarbeitung geleistet und gleichzeitig ein Bewusstsein für die Irritationen geschaffen werden, mit denen die eigenen Kinder derzeit kämpfen. Im gleichen Atemzug sollte eine parallele Gruppe für die Kinder angeboten werden. Bestenfalls entsteht diese Idee sogar bei den Teilnehmenden selbst.

Mögliche Ansprechpartner für Räumlichkeiten sind regionale Selbsthilfekontaktstellen, Volkshochschulen, Krankenhäuser, Schulen, Freizeitzentren, Beratungsstellen oder Verbände (Caritas, ASB, Rotes Kreuz u. a.). Manchmal ergeben sich auch Möglichkeiten, sobald man mit Menschen über sein geplantes Projekt ins Gespräch kommt.

Bei der Organisation einer Selbsthilfegruppe können unter Umständen Kosten entstehen. Je nach Klientel einer Selbsthilfegruppe ist es allerdings nicht angemessen, sich von den Teilnehmern auch nur kleine Beträge erstatten zu lassen. Kinder aus Alkoholikerfamilien gehören ganz sicher in diese Kategorie und auch suchtkranke Menschen und deren Angehörige würden eher nicht auf Hilfsangebote zurückgreifen, die sie privat finanzieren müssen. Es gibt eine Reihe Möglichkeiten, die man ausschöpfen kann, wenn man auf eventuellen Kosten nicht sitzen bleiben möchte.

Eine Übersicht über Fördertöpfe und -möglichkeiten findet sich auf der Website von nakos (derzeit unter *www.nakos.de/informationen/foerderung/*) Sowohl die öffentliche Hand als auch Sozialversicherungs- und Rehabilitationsträger verfügen über Fördergelder, die man beantragen kann. Auch *Aktion Mensch* ist hier möglicher Ansprechpartner. Ein wenig Recherche und bürokratischer Aufwand sind jeweils notwendig. Sucht man Informationen im Internet, wird man schnell fündig und erhält sehr konkrete Anleitungen, wie vorzugehen ist. Die gesetzliche Krankenversicherung (GKV) hat sogar Leitfäden veröffentlicht, unter welchen Voraussetzungen man an die Fördertöpfe der Krankenkassen herankommt.

Ist man als Privatperson Mitglied einer größeren Organisation, kann man sich über diese auch finanziell bei derartigen Vorhaben unterstützen lassen. Werte und Ziele müssen allerdings zusammenpassen und die geplante Selbsthilfegruppe muss im Interesse der Organisation liegen. Gewisse Vorgaben bei der Umsetzung der eigenen Idee muss man unter Umständen hinnehmen, dafür profitiert man von jeder Menge Knowhow und den Ressourcen seiner Schirmherren. Einrichtungen wie etwa die Diakonie bilden Gruppenleiter für die Selbsthilfe aus. Eine Ausbildung ist zwar weder für die Leitung einer Gruppe Erwachsener noch bei jungen Menschen Voraussetzung, aber durchaus sinnvoll und wünschenswert, wirft man einen Blick auf die Themenvielfalt, die sich hier bietet:

– die gesundheitlichen und psychischen Folgen von riskantem und problematischem Alkoholkonsum;
– Wissen um Sucht / physische und psychische Zusammenhänge;
– Co-Abhängigkeit und die Belastungen, denen Angehörige eines alkoholkranken Menschen ausgesetzt sind;
– mögliche soziale und/oder finanzielle Folgen von Alkoholismus;
– Umgang der Gesellschaft mit Alkohol und Alkoholismus / Stigmata, Mythen und Klischees;
– Mobbing und Ausgrenzung;
– ein Überblick über die Arbeit der medizinischen Suchthilfe, um bei Bedarf Teilnehmer vermitteln zu können;
– ein Überblick über die Arbeit öffentlicher Stellen der Jugendarbeit;
– Kenntnis über eventuell spezialisierte Therapeuten in der Umgebung, an die vermittelt werden kann;
– Themen wie Achtsamkeit, Spiritualität, mentale Gesundheit, Resilienzförderung und weitere, die dem Hilfesuchenden potenzielle Alternativen zur Abhängigkeit bieten und die Familie auf einen besseren und gesünderen Lebensweg führen.

Jede Selbsthilfegruppe darf grundsätzlich Spenden sammeln, lediglich das Ausstellen von Spendenquittungen ist ausschließlich gemeinnützigen Vereinen gestattet.

Der einfachste und am wenigsten bürokratische Weg ist sicherlich das Anstreben größtmöglicher Kostenneutralität. Bitten Sie Einrichtungen vor Ort darum, einen Raum kostenlos zur Verfügung zu stellen, suchen Sie themenverwandte Einrichtungen, die Ihre Sache unterstützen und wenn es nur mit einem Internetanschluss oder Getränken sein sollte. Schaffen Sie sich ein Netzwerk aus Interessenten und Förderern. Viele Menschen helfen gerne. Wenn Sie gemeinsame Freizeitgestaltung planen, setzen Sie auf kostenlose Aktivitäten im Freien. Bilden Sie gegebenenfalls Fahrgemeinschaften innerhalb der Gruppe, sollte eine Anfahrt notwendig sein. In Gruppen finden sich immer Menschen mit diversen Ressourcen, Fähigkeiten und Talenten zusammen. Sobald Sie eine stabile Gruppe zusammengestellt haben, fordern Sie Ihre Teilnehmer dazu auf, sich einzubringen. Das stärkt zusätzlich das Selbstbewusstsein und fördert die Motivation jedes Einzelnen. Wie gesagt: Es heißt nicht ohne Grund Selbsthilfe.

Bestimmung über Aufenthalt und Umgang fallen unter die elterliche Sorge. Mit dem Einverständnis der Eltern steht oder fällt also die Teilnahme eines Kindes oder Jugendlichen an einer Gruppe. Die Einwilligung muss dabei nicht einmal schriftlich erfolgen und auch das Fehlen eines Widerspruchs darf schon als Einverständnis gewertet werden. Das ist aber schon beinahe alles, was Sie beachten und wissen müssen. Wer mit Kindern arbeitet, braucht keine besondere Ausbildung oder Qualifikation dafür. Es muss kein Therapeut, Sozialarbeiter oder Pädagoge anwesend sein und Sie müssen sich nicht mit Betreuungsschlüsseln oder Ähnlichem auseinandersetzen. Diese Art der Betreuung fällt unter den Begriff »freie Jugendarbeit«. Beispiele hierfür sind Kinderchöre, Sportvereine oder etwa kirchlich organisierte Freizeitgruppen. Auch da ist in der Regel keine pädagogische Fachkraft tätig.

Je nach Art, Intensität und Dauer der Betreuung ist mit dem örtlichen Jugendamt zu klären, ob ein erweitertes polizeiliches Führungszeugnis erforderlich wird. Insbesondere bei Freizeitgestaltung im Rahmen der Gruppe kann dies der Fall sein. Unwahrscheinlich ist es hingegen, wenn die Eltern parallel im Nebenraum zusammenkommen. Ohne Anschluss an einen Verband und konkrete Anleitung wird ein Führungszeugnis meist nicht erforderlich. Ist der Gruppensprecher selbst noch ein junger Mensch nach § 7 SGB VIII – hat also das 27. Lebensjahr noch nicht vollendet –, ergibt sich erst gar keine hierarchische Struktur und die Frage nach einem Führungszeugnis wird damit hinfällig. Im einfachsten und besten Fall ist also ein selbst betroffener junger Mensch Gruppensprecher. So wird es bei bestehenden Hilfsangeboten wie Smily-Kids und Flaschenkinder Iserlohn beispielsweise auch gehalten.

Ist der Gruppensprecher selbst betroffen und emotional noch nahe an den Erfahrungen und Belastungen der Kinder dran, fördert das auch gleichzeitig das Vertrauen in seine Person. Wer selbst Vernachlässigung oder Gewalt erfahren hat, kann besser auf die Belange der jungen Teilnehmer eingehen. Bestehen Hilfsangebote über einige Jahre hinweg, fügt es sich oftmals so, dass ein Kind aus der Gruppe nach Erreichen des 18. Lebensjahres – je nach Fähigkeiten und Resilienzen – als Gruppensprecher fungiert. Natürlich sind dafür ein paar Jahre des erfolgreichen Bestehens notwendig.

Als ich den Rohbau zu Michaels Buch gelesen habe, hat mich eine Passage persönlich besonders angesprochen und das waren die Tipps von Monika Fritzke zur Gründung einer Selbsthilfegruppe für Kinder. Nachdem ich das gelesen hatte, kam in mir der Wunsch auf, selbst aktiv zu werden. Es war erstaunlich, wie sich zu diesem Zeitpunkt alles fügte. Erst einige Tage zuvor hatte mir eine befreundete Gestalttherapeutin vorgeschlagen, dass sie gemeinsam mit mir ein Hilfsangebot zum Thema Alkoholismus aufbauen will, und jetzt stellen Sie sich die Situation vor: Ich – Kind aus einer Suchtfamilie, gerade im Begriff meine eigene Vergangenheit aufzuarbeiten, meine eigene Abhängigkeit zu bewältigen und mit dem Angebot meiner Freundin im Hinterkopf – lese folgende Zeilen:

»Es kommt auch darauf an, wie alt die Kinder sind. Es sollten eventuell zwei Gruppen sein: von fünf bis neun und von zehn bis vierzehn Jahren. Das muss nicht zwingend und genau am tatsächlichen Alter festgemacht, sondern nach der Reife des Kindes entschieden werden.

Tafeln, Pinnwände oder die Möglichkeit, viel an den Wänden aufzuhängen und es schnell wieder abnehmen und austauschen zu können, sind vorteilhaft.

Bestenfalls leiten zwei Erwachsene die Gruppen, möglichst einer davon selbst aus einer Suchtfamilie und ein Erwachsener mit therapeutischer oder sozialpädagogischer Ausbildung oder Erfahrung in diesen Bereichen. Das sollte möglichst nicht unbedingt jemand sein, der gerade von der Uni kommt oder sein Praktikumsjahr in der Form absolvieren will. Da fehlt es an Lebens- und Familienerfahrung. Meiner Ansicht nach wären Personen von 35 bis 70 Jahren Lebensalter geeignet. Die Kinder bekommen so vermittelt, es gibt doch Erwachsene, denen man vertrauen kann.

Man sollte viele Materialien zum Malen, Basteln und Schreiben bereithalten, kindgerechte Literatur zu Suchtthemen zum Vorlesen, Selberlesen und Anschauen. Christa Gattwinkel (Smily-Kids) hat da umfangreiche Erfahrungen. Dort sind ja die – auch unter Umständen noch nicht trockenen – Elternteile in den Parallelgruppen mit dabei. Man muss entscheiden, ob man so arbeiten kann und möchte.

Um dem Thema eine Plattform und Raum zu bieten – es ins Laufen zu bringen –, sollte man keinesfalls auf die Erfahrungen bestehender Gruppen verzichten. Eine Kontaktaufnahme ist immer möglich. Vielleicht kann man sich sogar als Gast einklinken und so lernen. So erfährt man vielleicht auch etwas über mögliche finanzielle Hilfen und die Voraussetzungen dafür.«

Ich hoffe, auch Sie finden in diesem Ratgeber exakt die Zeilen, die Sie persönlich einfangen und ansprechen. Exemplarisch stelle ich Ihnen im Folgenden bestehende Angebote vor, die bereits über längere Zeit Bestand haben. Die Initiierenden sind froh über Interessenten und Nachahmer.

Smily-Kids

»Unter diesem Namen wurde am 24. September 1996 innerhalb der Erzdiözese Paderborn die erste Kindergruppe des Kreuzbundes für Kinder aus suchtbelasteten Familien gegründet. Das Projekt erwies sich bald als überaus erfolgreich und wurde zu einer dauerhaften Einrichtung. Neun Kinder versuchten zum ersten Mal in Lennestadt-Altenhundem über ihre Sorgen und Ängste zu reden, die aus der Abhängigkeit eines Elternteils rührten. Seitdem treffen sich Kinder und Eltern regelmäßig alle vier Wochen an einem Samstag um 14 Uhr.

Kinder und Eltern treffen sich, um in separaten Räumen über ihre Sorgen und Ängste zu sprechen. Bei den Kindern folgt nach jedem Gruppengespräch eine Meditation oder eine Geschichte, um einen positiven Abschluss zu schaffen. Dann folgt eine kleine Pause, die zum Toben und zur Stärkung dient. Erst jetzt kommen die Eltern dazu. Manchmal wird mit diesen gemeinsam noch gemalt, gebastelt oder diskutiert. Wichtig ist, dass hier – falls Probleme auftauchen – sofort mit den Eltern geredet werden kann, ohne die Schweigepflicht zu verletzen. Das Kind wird mit einbezogen, sein Vertrauen wird nicht missbraucht.«[9]

---

9   www.smily-kids.de.

Flaschenkinder Iserlohn e.V.

Flaschenkinder Iserlohn entstand 2000 als Initiative und wurde schließlich 2007 als gemeinnütziger Verein eingetragen. Mitbegründer ist Hans Stumm, der seit Jahren in der Selbsthilfe aktiv ist (Anonyme Alkoholiker) und sich für Kinder aus suchtbelasteten Familien einsetzt. Kathrin Thielmann-Lange, ebenfalls Mitbegründerin, leitet den gemeinnützigen Verein bis heute. In ihrer Kindheit war sie selbst enormen Belastungen mit teils traumatischen Folgen ausgesetzt. Im Erwachsenenleben wurde sie auf Fälle aufmerksam, die Parallelen zu ihrer eigenen Geschichte aufwiesen, und wollte Hilfe vermitteln. Ihre dreimonatige Suche in ihrer Stadt Iserlohn und in ganz NRW beschreibt sie in einem Wort:»Fehlanzeige!« Sie entschloss sich aus der erlebten Enttäuschung heraus, selbst aktiv zu werden. Dies war die Geburtsstunde der Flaschenkinder Iserlohn e.V.

Der Verein wurde gegründet, um Kindern, deren Eltern an Alkoholismus erkrankt sind, einen Weg zu zeigen, mit der Krankheit der Eltern besser umgehen zu können. Treffen finden im zwei- oder vierwöchigen Rhythmus statt. Beständigkeit ist wichtig und wird dankbar angenommen. Selbst nach Vollendung des 25. Lebensjahres kommen viele Kinder weiterhin zu Treffen und helfen durch ihre Erfahrungen jüngeren Kindern bei der Aufarbeitung.

Zuhören und Schweigen muss man können. Was besprochen wird, unterliegt der Schweigepflicht und die Kinder sollen sich möglichst viel von der Seele reden dürfen. Im Bedarfsfall wird an Fachstellen wie Jugendamt, Soziale Dienste oder Psychotherapeuten vermittelt. Alles passiert ausschließlich mit dem Einverständnis des Kindes. Es erfährt hier Rückendeckung und Schutz und wird in seinen Stärken gefördert. Die Gruppen werden auch für eine gemeinsame, positive Freizeitgestaltung genutzt. Events und Ausflüge gehören genauso dazu wie ausführliche Gespräche.

Monika Fritzke

Monika ist selbst Kind aus einer suchtbelasteten Familie. Im Erwachsenenalter wurden Verhaltensmuster, die aus den Belastungen ihrer Kindheit hervorgingen, problematisch. So suchte sie sich etwa immer wieder suchtkranke Partner. 2009 nahm sie an einer Gruppe für Angehörige von suchtkranken Menschen teil und profitierte von den Gesprächen und dem Austausch mit Menschen, die Ähnliches erfahren haben.

Sie wollte etwas von dem weitergeben, was sie als so hilfreich erlebte, und absolvierte 2011 einen Lehrgang als ehrenamtliche Suchthelferin. Ihr Interesse, sich ausbilden zu lassen und selbst Gruppen zu leiten, rührte aus Vertretungseinsätzen als Gruppenleitung für die Selbsthilfegruppe, an der sie teilnahm. Heute leitet sie zwei Gruppen für Angehörige von Alkoholikern in Braunschweig. Ihr Hilfsangebot ist in erster Linie an Erwachsene gerichtet und trotzdem bewirkt sie durch ihren Einsatz viel für die Kinder.

Die Arbeit mit den Gruppen brachte auch ihre eigene Aufarbeitung voran. Sie stieß auf tief verwurzelte Motive, sich in der Suchthilfe zu engagieren. Schon als Kind hatte sie sich geschworen, dass sie Erlebtes nie vergessen will: Angst, innere Zerrüttung, emotionaler Schmerz und keinerlei Vertrauen gegenüber Erwachsenen. Das alles machte ihre kindliche Gefühlswelt aus. Sie fühlte sich ständig gezwungen, zu lügen und Ausflüchte zu finden. Heute lehnt sie das entschieden ab, will verarbeiten, was passiert ist, und anderen Betroffenen helfen, die Missstände zu Hause klar zu sehen und zu benennen.

Monika arbeitet vorwiegend mit erwachsenen Kindern, deren Eltern suchtkrank sind oder waren und die deshalb große psychische und emotionale Probleme mitbringen. Angehörige von abhängigkeitskranken Menschen kommen ebenfalls in die Gruppen. Neben

Alkohol kann es sich auch um alle anderen Substanzen, Medikamente, Online- und Glücksspiel drehen. Teils sind es die Eltern oder Großeltern von Suchtkranken oder auch Partner, die Hilfe suchen. In den Gruppentreffen bekommt jeder Zeit zu sprechen. Es geht um Zuhören, Rat und Austausch.

13. Selbstreflexion über Vorträge vor Kindern und Jugendlichen in der Schule

Ich freue mich, dass Sie unseren Ausführungen bis hierher gefolgt sind, denn dieses Kapitel bedeutet mir persönlich sehr viel. Es liegt eine enorme Chance darin, sich mit einem Buch an die Öffentlichkeit wenden zu dürfen und die eigenen Herzensangelegenheiten mit Anderen zu teilen. Auch das Halten von Vorträgen bringt dieses Potenzial mit sich. Das Wort Vortrag ist an sich nicht besonders liebenswert, da es schnell mit Langeweile und passiver Informationsaufnahme assoziiert wird und leider gibt es auch kein sehr viel ansprechenderes Synonym. Trotz seines schlechten Rufes halte ich den Vortrag für einen wichtigen Schlüssel und ein essenzielles Werkzeug der Präventionsarbeit. Ein Vortrag kann informieren, inspirieren und sogar, entgegen aller Vorbehalte, interagieren. Vorträge erreichen Menschen, genau wie auch dieses Buch Sie erreicht hat. Gehen Sie gemeinsam mit mir noch einen Schritt weiter und prüfen Sie, ob ein Engagement in der Alkoholprävention genau *Ihr Ding* sein könnte.

Seit ich offen vor Schülern über meine Geschichte spreche, kann ich manches Mal beobachten, wie sich etwas in den Gesichtern der Kinder regt, wie der Blick sich verändert und ein Erkennen stattfindet. Durch meine Schilderungen verstehen sie manche Zusammenhänge besser und können sich erklären, warum die Dinge zu Hause schieflaufen. Auch in privaten Gesprächen mit bereits erwachsenen Kindern renne ich offene Türen ein. Ich bringe Themen zur Sprache, die unter Scham, Schuld und Verantwortungsgefühl begraben liegen. Was ich erzähle, ist weder neu noch besonders beeindruckend, aber es spricht die Menschen persönlich an, erschüttert oder löst festgefahrene Denkmuster. Die Menschen wollen reden, wissen aber nicht, wann, wo und mit wem dies angebracht ist.

Kinder, die in Suchtfamilien aufwachsen, kennen nur ihre eigene Geschichte. Sie wissen oft nicht, dass es auch Familien ohne diese dysfunktionalen Strukturen gibt, dass es Familien gibt, die harmonisch und ohne Gewaltanwendung miteinander leben. Wissen in Form von Aufklärung ist also der wichtigste Faktor überhaupt, wenn wir von Selbsthilfe für Kinder sprechen. Der geeignetste Rahmen für einen Vortrag vor Kindern und Jugendlichen ist die Schule. Wer etwas zu erzählen hat, kann sich über geeignete Kontakte in den Schulalltag einklinken und den Schülern etwas Spannendes und Neues bieten. Alles grundlegend Rechtliche, wie etwa die Aufsichtspflicht und das Einverständnis zur Teilnahme der Schüler, ist bereits geklärt und es kann losgehen.

Vorträge sind ein adäquates Mittel, um sanft einen Schritt in die richtige Richtung zu gehen. Die Zuhörer sollen erst einmal nur Information aufnehmen und sind in keiner Form aufgefordert, das Gehörte mit dem eigenen Leben zu verknüpfen oder sich gar zu outen. Ein guter Vortrag inspiriert, weckt Erinnerungen und gibt Gelegenheit, im Stillen das eigene Leben zu reflektieren.

Wer selbst schon vor Kindern und Jugendlichen gesprochen hat, weiß, dass er nicht in jedem Fall Aufmerksamkeit und Bereitschaft zur Kooperation erwarten kann. Beides muss man sich erarbeiten, gerade wenn es um Themen wie Alkohol und Prävention geht. Bei meinen Einsätzen stelle ich mich und mein Anliegen vor und erkläre gleich anfangs, dass Fragen erwünscht sind und ich auch dann antworte, wenn es persönlich oder heikel sein sollte. Ab diesem Moment habe ich schon einiges Interesse auf meiner Seite.

Ich erzähle von meiner eigenen Geschichte, meinem Leben mit der Sucht und meinem Leben ohne Sucht. Ich ziehe ein paar Vergleiche und ein Resümee. Zwischendurch gehen oft schon die ersten

Hände nach oben und Fragen werden gestellt. Im Bestfall entwickeln sich Gespräche und die Schüler werden lockerer, fragen ungehemmter drauf los. Genauso kann es hilfreich sein, gemeinsam mit einem jungen Menschen vor die Klasse zu treten und den Vortrag in ein zwangloses Gespräch übergehen zu lassen.

Besonders hellhörig wird mein Publikum, wenn ich die Möglichkeit biete, sich mit dem Gesagten zu identifizieren, wenn ich entweder aus meiner Zeit in dessen Alter erzähle oder generationsübergreifende Zusammenhänge anspreche. Für mein Selbstverständnis darf ich auch im Rahmen einer präventiven Maßnahme nicht verschweigen, wie viele bereits von Alkoholabhängigkeit betroffen sind und wie sich das auf deren Angehörige auswirkt. Ich möchte nicht so tun, als könnten die Kinder ganz allein steuern, was ihnen in der Zukunft passiert. Ich will sie Zusammenhänge reflektieren lassen, bevor sie sich aufgrund unbewusster Prägungen und Glaubenssätze irgendwann für den falschen Weg entscheiden.

Ich finde es wichtig, nicht zu abstrakt zu bleiben. Was ich tue, soll Prävention zum Anfassen sein. Keine romantisch verklärten Trinkergeschichten und kein Fachchinesisch. Ich bleibe so lange bei meiner Person, wie es der eigentlichen Botschaft dienlich ist. Mir ist wichtig, dass die Kinder erfahren, dass regelmäßiger Alkoholkonsum schnell in eine Abhängigkeit führt. Mir ist wichtig, dass die Kinder etwas über die psychotrope Wirkung von Alkohol erfahren, welche psychischen Konsequenzen riskanter Konsum hat, wie sich Alkoholismus entwickelt und welche Verhaltensmuster und Symptome klassisch für eine Abhängigkeit sind. Ich möchte thematisieren, wie viele Kinder mit alkoholkranken Eltern in einem Haushalt leben und was diese an Belastungen erfahren. Das müssen nicht zwingend Schilderungen schwerer Misshandlungs- oder Missbrauchsfälle sein. Ständige Anspannung, Aggression, Gereiztheit oder auch Vernachlässigung sind oft schon genug, um ein klares Bild vor den Augen der Schüler entstehen zu lassen. Wenn ich merke, dass es jemandem zu nahe geht, schalte ich einen Gang zurück, lockere die Stimmung wieder auf und biete mich für Gespräche oder Fragen im Nachgang an. Sollte das organisatorisch nicht möglich sein, lasse ich die Schüler jeweils zu zweit Fragen an mich auf einen Zettel notieren, die dann anonym vorgelesen und von mir beantwortet werden. Auf diese Art kommen die Schüler untereinander ins Gespräch und werden ermutigt, Fragen zu stellen, die sie in diesem Moment beschäftigen und ihnen vielleicht sogar Angst machen.

Im Beisein des Lehrers bei Fünfzehnjährigen zu fragen, wer schon regelmäßig Alkohol trinkt, kann man sich sparen, aber es ist mir wichtig zu erwähnen, dass es Selbsthilfegruppen für Alkoholiker und auch deren Angehörige gibt und dass auch Jugendliche diese Angebote nutzen können. Wer sich davon angesprochen fühlt, kann darauf zurückkommen, ohne sich in irgendeiner Form outen zu müssen. Sowohl Jugendliche, die selbst schon problematisch trinken, als auch jene, die mit alkoholkranken Eltern in einem Haushalt leben, wissen ab diesem Moment schon um eine mögliche Anlaufstelle mehr und gelangen so vielleicht an Menschen, die sie ein Stück weiterbringen.

Ergänzend zu einem Vortrag kann es sinnvoll sein, sich der Schule für regelmäßige Sprechstunden anzubieten. Bestenfalls besteht dieses Angebot am selben Tag, an dem man den Vortrag hält. Schüler, bei denen durch den Vortrag emotional etwas losgetreten wurde, haben in mir dann gleich einen potenziellen Gesprächspartner. Durch mein Wissen kann ich eine Einschätzung abgeben, ob die Eltern problematisch konsumieren, und Optionen nennen, was nächste Schritte sein könnten. Oberstes Gebot muss die Schweigepflicht sein. Selbst mit den Lehrkräften darf ich nur über das Gesagte sprechen, wenn der Schüler es mir gestattet.

Als prädestiniert für diese Art Hilfsangebot sehe ich persönlich abstinent lebende Menschen mit eigenen Erfahrungen an, entweder als Kind in einer Alkoholikerfamilie oder mit Erfahrungen aus der eigenen Abhängigkeit. Authentizität ist ein wichtiger Faktor für Glaubwürdigkeit und Vertrauenswürdigkeit; diese ist nicht gegeben, wenn das Wissen nur theoretisch erarbeitet wurde. In diesem einen Ausnahmefall ist es Fluch und Segen zugleich, dass es so viele Kinder in Suchtfamilien gibt.

Wir dürfen nicht außer Acht lassen, dass sogar die anwesenden Lehrkräfte sich von Vorträgen angesprochen fühlen können. Unter den Lehrern befinden sich im Schnitt genauso viele vergessene Kinder[10] – und demzufolge auch alkoholabhängige Menschen – wie im Rest der Bevölkerung. Die zuständige Lehrkraft könnte eine ablehnende Haltung gegenüber der Präventionsmaßnahme einnehmen, falls sie selbst von einer Abhängigkeit betroffen ist. Solange nur thematisiert wird, welche schlimmen Folgen übermäßiger Konsum hat, fühlen sich jene angegriffen, die zu viel Alkohol trinken. Das ist nun mal so! An dieser Stelle wäre der erhobene Zeigefinger kontraproduktiv. Was allerdings die Fronten weniger verhärtet gestalten könnte, ist ein Aufarbeiten der Ursachen für Alkoholabhängigkeit. Niemand ist ausschließlich Opfer oder Täter. Ich möchte eine Brücke bauen und in gleichem Ausmaß auf die Folgen und die Ursachen eingehen. Menschen brauchen diese Brücke, um sich öffnen zu können und Selbstmitgefühl zu entwickeln.

Gleiches gilt für die Schüler. Niemand möchte pauschal verdächtigt werden, sich jetzt oder in der Zukunft falsch zu verhalten. Niemand möchte des Leichtsinns oder mangelnder Erfahrung bezichtigt werden, nur weil er jung ist. Prävention, wie sie aktuell gehandhabt wird, steckt voller Vorurteile gegenüber jungen Menschen. Der Fairness halber muss genauso beleuchtet werden, dass viele Erwachsene ihre Vorbildfunktion beim Umgang mit Alkohol verfehlen. Nur

---

10 Ingrid Arenz-Greiving schreibt in ihrem Buch *Die vergessenen Kinder* über Kinder aus suchtbelasteten Familien und ihre Situation. Damit prägte sie den Begriff der vergessenen Kinder, der seither in Medien und Literatur synonym benutzt wird.

wenn ich in meinen Vorträgen darauf eingehe, wo die Ursachen von Alkoholismus liegen, haben junge Menschen eine Chance zu erkennen, dass ich sie in ihrem Handeln nicht einschränken will, sondern zusätzliche Optionen anbiete.

Wie viele, die sich mit dem Aufarbeiten ihrer Sucht beschäftigen, hatte auch ich ein Schlüsselerlebnis, welches maßgeblich mein erweitertes Engagement für Kinder prägte. Meine Vorträge in achten Klassen haben die Verarbeitung meiner Vergangenheit vorangebracht. Mir wurden Fragen gestellt, die ich mir selbst aus Furcht nie gestellt hätte:»Haben Sie daran gedacht, sich umzubringen, Herr Helfmann?« Ja, habe ich wirklich einmal. In dem Maße, wie völlig fremde Kinder mir vertrauten und sich öffneten, begann ich, mich immer mehr für ihre Probleme zu interessieren. Mit jedem Vortrag, mit jeder beantworteten Frage wuchs meine Sicherheit. Mit jeder Stunde vor den Schülern schwand die Angst mich zu blamieren. Ich ahnte, dass ich mit der Aufarbeitung der Situation der Kinder auch meine eigene voranbringen würde. Aus anfänglicher Neugier entstand Verantwortungsbewusstsein. Ich bot eine Austauschgruppe auf Facebook an und ließ mich zum Soberguide bei den Guttemplern ausbilden. Schließlich übernahm ich mit zwei Freundinnen die Leitung einer eigenen Selbsthilfegruppe unter dem Schirm der Guttempler. Parallel gestaltete ich weiterhin Präventionsarbeit an Schulen. Aus all diesen Engagements konnte ich Schlüsse ziehen, die zum einen wertvoll für mich waren, mir aber auch größere Zusammenhänge bewusst machten. Im Tabu um Alkoholprobleme sah ich das entscheidende Problem.

Ich spürte, dass die Schüler mir meine Aufrichtigkeit dankten. Dies bestätigte mich in meinem Tun und ich wollte mich umso mehr einsetzen. Anscheinend treffe ich den richtigen Ton gegenüber Menschen. Ich begebe mich auf Augenhöhe gegenüber jedem. Mein Interesse ist aufrichtig und ich habe gute Nehmerqualitäten in Bezug auf negative Kritik. Diplomatie und Fingerspitzengefühl sind wichtig, wenn es um heikle Themen geht und sogar mediatorische Fähigkeiten sind als Vortragender sehr nützlich.

In Aufklärung und Prävention sehe ich einen entscheidenden Schlüssel. Wenn wir aus dem Teufelskreis hinaus wollen, müssen wir erkennen, wo wir uns selbst im Weg stehen. Tabus, Stigmata und Mangel an Wissen um die Zusammenhänge stellen die größten Hindernisse dar. Mein derzeit noch etwas utopisch anmutender Traum, dass ehemals Abhängige in Schulen Präventionsarbeit gestalten, ist nicht so unrealistisch, wie ein erster Blick darauf vermuten lässt. Allein die Zeit ist womöglich noch nicht reif dafür. Durch Ausdauer und Beharrlichkeit ergaben sich für mich immer weitere großartige Einsatzmöglichkeiten. Für die ersten Vorträge an Schulen habe ich mich eigeninitiativ angeboten, aber weitere Schulen und später dann auch Selbsthilfegruppen luden mich von sich aus ein. Durch die Erfahrungen, die ich an Schulen sammelte, konnte ich mir einen ansehnlichen Grundstock an Themen und auch Antworten zusammenstellen, genau das Repertoire, das ich für Vorträge vor Erwachsenen benötigte.

In meinen Einsätzen habe ich den unbedingten Anspruch an gegenseitigen Austausch: »Einer redet, alle hören zu«, ist nicht mein bevorzugtes Konzept. Es dürfen jederzeit Fragen gestellt und auch eigene Beiträge gebracht werden. Dadurch entstehen teils überwältigende Reflexionen und genau diese Atmosphäre öffnet mir dann Tür und Tor für die ganz heiklen Themen. Ich erhalte sehr persönliche und tiefgreifende Einblicke und darf die Menschen dorthin führen, wo der größte Bedarf an Aufarbeitung besteht. Meist lerne ich selbst noch dazu und gehe mit ganz neuen Ideen und Gedanken nach Hause. Wenn das mal keine gelungene Kombination aus Alkoholprävention und Selbsthilfe ist.

Wenn es an emotional besonders aufreibende Themen geht, ist es ratsam, sich Unterstützung zu holen. Sozialstationen vor Ort sind hier geeignete Kooperationspartner. Von dort ausgehend können Fachkräfte zu den Gruppensitzungen eingeladen werden, die zum einen emotionale Ausnahmesituationen in den Gruppen auffangen können und zum anderen weitere Betreuungsangebote vermitteln. Der Vernetzung mit anderen Stellen der Suchthilfe und mit Sozialstationen kommt eine große Bedeutung zu. Solche Fusionen muss man von sich aus anregen. Natürlich war das Universum nie so freundlich, mir versiertes und engagiertes Fachpersonal vorbeizuschicken. Aber gerade seit ich mich im Rahmen dieses Ratgebers so intensiv mit dem Thema auseinandersetze, ergeben sich immer wieder Kontakte, die extrem wertvoll sind. Stelle ich meine Ansichten und Visionen dar, reagieren manche regelrecht enthusiastisch. In der Folge muss ich selbstverständlich nachhaken, aber Beharrlichkeit liegt mir zum Glück. Sofern ich Veranstaltungen dieser Art initiieren will, kann ich selbstverständlich auch auf die Kontakte der kooperierenden Stellen zurückgreifen. Es ist auffällig, wie viel größere Kreise ein Angebot zieht, wenn die Vernetzung stimmt.

Vorträge können heilsam wirken, aber auch ungewollt Salz in Wunden streuen. Letztlich möchte ich betroffene Erwachsene zu ihren Kindern führen und gehe damit immer wieder das Risiko ein, unbeabsichtigt zu forsch vorzugehen. Es ist ein sehr schmaler Grat zwischen Verarbeiten und Verschließen. Individuelle Grenzen sind oft dort erreicht, wo gesellschaftliche Denkmuster das Urteil der Menschen bestimmen und einengen. Ein einziger Mensch wird sich nur zögerlich, wenn überhaupt, gegen ungeschriebene Gesetze auflehnen. Um hier etwas zu erreichen, muss man kommunizieren und sich austauschen. Um Tabus zu entmachten, muss man aufklären und sich vernetzen. Um Stigmata zu entschärfen, muss man sich mitteilen, und um mit Klischees aufzuräumen, muss man erzählen, wie es wirklich ist.

Ein Vortrag allein rettet keine ganze Schule. Zusätzlich ist viel Gesprächsbedarf im Kollegium – in Konferenzen und Teamgesprächen – gegeben; dafür muss das Thema aber erst einen Fuß in die Tür bekommen. Mit überraschend offenen Einflüssen von außen können verkrustete Strukturen vielleicht etwas aufgemischt werden.

Alkoholismus verteilt sich gleichmäßig über die deutsche Bevölkerung, alle Altersklassen, Berufsfelder, Bildungsschichten und sogar über alle Generationen. Vorträge durch Betroffene sind ein einfaches und wirksames Mittel, um Aufklärung an die Öffentlichkeit zu bringen. Teils wird dies auch schon getan, aber ich sehe zwei offensichtliche Fehler:

1. Die Anzahl derer, die in dieser Form aktiv sind, ist aufgrund der hohen Stigmatisierung viel zu gering.
2. Alkoholprävention wird erst ab der achten Klasse durchgeführt und schildert Zusammenhänge zur Entstehung von Alkoholismus nur lückenhaft.

Zu wenig, zu spät, zu oft wird das Thema nicht ganzheitlich behandelt. Das Benennen dieser Wahrheiten scheint uns nicht angemessen oder zu vorwurfsvoll, und so beschränken sich viele in der Prävention aktive Menschen darauf, anzuprangern, wie schädlich Drogen sind und wie folgenschwer eine Abhängigkeit sein kann. Es ist absehbar, dass Menschen – gerade Vierzehnjährige – sich nicht angesprochen fühlen, wenn jemand mit einer Mischung aus Schuldbewusstsein, verhaltenem Stolz und einer Spur Romantik die Extreme und die tiefsten Abgründe des Alkoholismus schildert. Das klingt nicht real, weder auf sich selbst noch auf möglicherweise alkoholkranke Eltern bezogen. Wir glauben alle, dass Prävention so aussehen sollte. Die Wirksamkeit wird kaum hinterfragt, aber die Gewissen werden beruhigt.

Vielen ehemals Abhängigen mangelt es selbst noch an Aufklärung und Reflexion, weil sie mit Schuldgefühlen und mit ihrer sehr großen Scham kämpfen. Die Schuldgefühle wiederum resultieren aus der kollektiven Verteidigung von Alkohol. Alkoholiker werde nur, wer sich nicht im Griff hat, wer mit Alkohol nicht umgehen kann, wer *sein Limit nicht kenne.*

Alkohol und Arbeit

Auch in Unternehmen und Behörden sollte Alkoholprävention einen höheren Stellenwert erhalten, denn dort sind co-abhängige und suchtfördernde Strukturen ähnlich stark verwurzelt. Momentan wird Alkoholmissbrauch allenfalls als Bestandteil der Arbeitssicherheit thematisiert. Es wird suggeriert, dass dieser selten ist und als Problematik für Arbeitgeber unerwartet auftritt. Aus ökonomischer Sicht ist anscheinend nur jener Alkoholismus relevant, der die Arbeitsabläufe unmittelbar stört und das Wegschauen unmöglich macht. Auch hier braucht es Aufklärung, aber nicht ausschließlich auf die Art, wie sie von Unternehmen erwartet wird.

Ich bin gerne bereit, mich über die Rechte und Pflichten von Arbeitgebern zu informieren und mein Wissen auch weiterzugeben. Selbstverständlich müssen auch die Unfallverhütungsvorschriften in meinen Vortrag mit einfließen, aber das ist schnell abgehandelt.

Ich sehe viel größeren Aufklärungsbedarf in den Details, die nicht durch Gesetzestexte festgelegt sind, die wiederum im Ermessen einzelner Personen liegen. Durch meine Tätigkeit in der Suchthilfe werde ich manchmal um Rat gefragt, wenn es im Arbeitsumfeld Probleme durch Alkoholismus gibt. Mir wurde einmal geschildert, wie ein offensichtlich alkoholisierter Kollege zum Ausnüchtern nach Hause geschickt wurde. So weit, so gut: Nur dass alle Kollegen wussten, dass er mehrere Kilometer mit dem eigenen PKW zurücklegen wird, bevor er sich zu Hause wieder berappeln kann. Niemand hat daran gedacht, wie viele Menschen dadurch in Gefahr gebracht werden.

Das, was von der Abhängigkeit am Arbeitsplatz sichtbar wird, ist nur die Spitze des Eisbergs. Die Verantwortung füreinander hört doch mit dem Stempeln nicht auf, aber auch bei aller gebotenen Professionalität sieht es doch so aus: Alkohol, der zu Hause getrunken wird, verursacht Arbeitsausfälle durch Kater respektive

Entzugserscheinungen. Alkoholismus ist keine Erkältung, die man innerhalb von drei Tagen Bettruhe auskurieren kann. Eine Langzeittherapie könnte erforderlich werden, die zu weiteren Ausfällen führt. Spätestens seit der Etablierung des Begriffs »Work-Life-Balance« wird eine strikte Trennung von Beruf und Privatleben obsolet. »Dienst ist Dienst und Schnaps ist Schnaps« – das klingt so schön einfach und pragmatisch. Wie gerne würden wir uns gerade im Fall von Alkoholismus auf diese Redensart berufen, aber ich muss Sie enttäuschen: Das geht uns alle etwas an!

Um Gottes Willen, was haben wir unter Kollegen während meiner Zeit im Außendienst gesoffen! Irgendwie integrierte sich der Alkohol ganz wunderbar in die Firmenphilosophie. In Anbetracht der anstrengenden und zeitintensiven Arbeit sollten sich die Mitarbeiter wohlfühlen. Ein Privatleben gab es ja durch die Fahrzeiten so gut wie gar nicht mehr und 14-Stunden-Tage waren eher die Regel als die Ausnahme. Sobald man sich irgendwo für Workshops oder Meetings traf, war auch das gemeinsame Feiern mit eingeplant. Kunden zum Essen und Trinken einzuladen, war sehr gewünscht und Spesen konnten umfassend abgerechnet werden. Einen so alkoholreichen Job hatte ich zuvor noch nie und es war nur eine Frage der Zeit, bis sich mein Trinkverhalten dadurch auch in den wenigen privaten Momenten intensivierte. Abends an der Hotelbar – und ich war jeden Abend unter der Woche in irgendeinem Hotel – trank ich natürlich auch unbekümmert ohne die Gesellschaft der Kollegen, denn ganz allein war ich ja offiziell nie. Oftmals waren es mehr als drei große Biere und nicht selten musste auch noch der Inhalt der Minibar dran glauben. Alkohol hat in vielen Unternehmen den gleichen Stellenwert wie in privaten sozialen Gefügen, es wird nur noch intensiver geleugnet. Parallel wohnte ich an den Wochenenden bei meinem damaligen Partner neben einem Biergarten und mein Freundeskreis bestand ausschließlich aus Menschen, die dort regelmäßig einkehrten. Ich trank also täglich und ich trank enorm viel. Dass ich nicht in der körperlichen Abhängigkeit gelandet bin, war reines Glück.

Führungskräfte stehen in der Verantwortung, Mitarbeiter zu leiten, und würden enorm profitieren von jeglichem Wissen um Alkoholabhängigkeit, welche Kosten für Unternehmen entstehen, wie man frühe Anzeichen erkennt und diese gegenüber dem Mitarbeiter ansprechen kann. Die Verbreitung von riskantem Konsum und Rauschtrinken in der Bevölkerung muss Inhalt eines Vortrags vor Unternehmen sein, genauso wie vermittelt werden muss, dass daraus Abhängigkeit entsteht. Arbeit und Alkohol lassen sich nicht gut kombinieren. Unternehmer, die über die Arbeitszeit hinaus gemeinsame Zeit gestalten möchten oder müssen, sollten hier nicht auf das Konsumieren von Alkohol setzen. Natürlich ist es verlockend, ein bisschen zu feiern und jedes Mittel, das die Stimmung auflockert, ist willkommen. Langfristig profitiert aber kein Arbeitgeber davon, wenn er suchtfördernd auf seine Angestellten einwirkt. Präventive Maßnahmen sollten dies ganz klar benennen, denn letztlich sind sie nicht dazu gedacht, erst zu greifen, wenn bereits Schaden entstanden ist.

14. Resümee

Dieses Buch soll mehr Menschen Möglichkeit zur Identifikation geben, als das Thema es bisher ermöglicht. Alkoholiker werden zu Ausnahmefällen stilisiert und genau das Gleiche passiert in der Konsequenz mit den Kindern aus Alkoholikerfamilien. Abhängig ist nur, wer morgens schon säuft, alleine säuft und laut pöbelnd sein Umfeld aufschreckt. Kind einer suchtbelasteten Familie ist nur, wer auch täglich Prügel bezogen oder ein bis zwei Knochenbrüche davongetragen hat, wer ernsthaft misshandelt wurde. Und hier wird es für die Gesellschaft schwierig, eine Grenze zu ziehen. Was ist ernsthafte Misshandlung? Ab wann muss ich mit meinen Bierchen ein bisschen aufpassen?

Niemand soll sich zum sozialen Abwärtsvergleich ermuntert fühlen. Niemand sollte sich in Sicherheit wähnen, nur weil es eben doch immer noch schlimmer geht. Genau wie mein Vater in keiner Statistik auftaucht, so tauchen auch alle meine Geschwister und ich in keiner auf. Genauso wenig erreichen die zahlreichen Geschichten, die meiner ähneln, die Öffentlichkeit. Dennoch existieren sie und setzen sich über Generationen fort. Extreme Fälle sind eher prädestiniert, transgenerationalen Alkoholismus zu durchbrechen. Gerade besonders leidvolle Historien verpflichten Betroffene zu Reflexion und Aufarbeitung, um stabil im Leben stehen zu können. Es sind die grenzwertigen Begebenheiten, die daran zweifeln lassen, ob es überhaupt eine nennenswerte Problematik gibt oder gab. Dies sind genau die Geschichten, die teils unbemerkt prägen und in der nächsten Generation unreflektiert fortgesetzt werden. Erschwerend kommt hinzu, dass die Grenze des Tolerierbaren unmerklich immer höher angesetzt wird.

Michael

Unsere Kinder sind unsere Zukunft. Das ist für mich kein romantischer Sinnspruch, keine Plattitüde und genauso wenig Taktik zur Aufbesserung der Finanzen am eigenen Lebensabend. Kinder sind die Zukunft unserer Gesellschaft. Die gesunde Entwicklung von Kindern ist für unser aller Wohlergehen von entscheidender Bedeutung. Gleichzeitig sind Kinder die empfindlichsten und fragilsten Teilnehmer unserer Gesellschaft. Schlechte Lebensbedingungen, traumatische Erfahrungen und Belastungen treffen die Kleinsten am härtesten, dennoch ist kaum jemandem bewusst, dass unser Versagen uns einholen wird, wenn wir unsere Kinder im Stich lassen. Wir tragen die Konsequenzen unseres eigenen Fehlverhaltens in der Regel noch zu Lebzeiten.

Ich kann vielleicht nicht die ganze Welt retten; aber das nicht zu beeinflussen, was mir zu beeinflussen möglich ist, könnte ich mit meinem Gewissen nicht vereinbaren. Wenn ich feststelle, dass ich mich falsch verhalte, trage ich ab dem Moment der Erkenntnis eine Verantwortung. Ich bin moralisch verpflichtet, mein Verhalten zu ändern, und darf nicht wegschauen, wenn andere sich in der gleichen Art falsch verhalten.

Ich habe viele Fehler gemacht. Insbesondere Alkohol hat viel Schlechtes aus mir herausgeholt und auch nach der Bewältigung meiner Abhängigkeit konnte ich nicht unmittelbar alle falschen Denkmuster und jedes Fehlverhalten ablegen. Was mir selbst im Leben gewaltsam vermittelt wurde, erweist sich als besonders hartnäckig und häufig auch als besonders falsch.

Bei dem Versuch, Aufarbeitung zu leisten, stellen sich trockene Alkoholiker manchmal selbst aus wie Zirkusattraktionen und verhalten sich ganz nebenbei und unbemerkt hochgradig suchtfördernd. Sie bestätigen scheinbar, dass Alkoholismus nur einige wenige trifft, nur in Extremen auftritt und vor allem, dass man ihn im Zweifelsfall unter Kontrolle bringen kann und nach einigen Jahren des rebellischen Lebenswandels rechtzeitig genug wieder in die Reihen der Spießer treten kann. Ich möchte einen Weg finden, aufzuarbeiten, ohne meine eigene Würde mit Füßen zu treten und ständig das emotionale Gleichgewicht zu verlieren. Ich will erlebtes Leid genauso wenig verleugnen wie das Leid, das ich Anderen zugefügt habe. Ich will Schaden wiedergutmachen, wo es möglich ist, und respektieren, wenn dies nicht willkommen ist. Ich will meine Erkenntnisse nutzen, damit andere nicht in dieselben Fallen laufen, denn das ist absolut vermeidbar.

Ich stelle mich gegen die hohe Akzeptanz und die Überbewertung einer legalen Droge. Ich setze mich dafür ein, dass die Folgen problematischen Konsums gesehen werden. Man ist nicht erst dann süchtig, wenn man morgens Doppelkorn frühstückt. Kinder erleiden nicht erst dann seelischen Schaden, wenn rohe Gewalt oder Missbrauch im Spiel sind. Um Alkohol zu verteidigen, sind wir bereit, Fehlverhalten zu rechtfertigen, wo dies noch mit dem Gewissen vereinbar scheint, und der Verhandlungsspielraum wächst unmerklich in Relation zu unserer kollektiven Abhängigkeit. Ich stelle mich gegen Gewalt an Kindern, gegen Jähzorn, Gereiztheit, egoistisches und abweisendes Verhalten. Ich stelle mich gegen alle verachtenswürdigen Wesenszüge, die wir unter Alkoholeinfluss an den Tag legen.

Haben Sie auch gute Gründe, Alkohol und Kinder strikt voneinander zu trennen? Wahrscheinlich erscheint es Ihnen selbst nach allem, was Sie erlebt haben, und nach allem, was Sie hier gelesen haben, immer noch nahezu unmöglich, diese Trennung im Alltag sauber zu vollziehen. Das ist nicht verwunderlich und das sollten Sie sich auch nicht allzu übelnehmen. Zum jetzigen Stand ist es kaum machbar, sonst dürfte Ihr Kind das Haus nicht mehr verlassen, der Fernseher bliebe konsequent aus und Internet sowie sonstige Medien wären tabu.

Sie können aber dennoch etwas tun. Gehen Sie mit einem neuen Bewusstsein an das Thema heran. Beobachten Sie Ihr Umfeld und alle Einflüsse, die Sie umgeben. Wo werden Sie manipuliert? Wo begegnen Sie co-abhängigen oder suchtfördernden Strukturen und Verhaltensweisen? Wer trinkt wie und aus welchem Grund und – falls Sie selbst noch trinken – warum erscheint es Ihnen noch immer attraktiv? Welchen Mehrwert kann es haben, dauerhaft Gift zu sich zu nehmen? Je mehr Sie Ihr Verhalten reflektieren, desto positiver ist Ihr Einfluss auf Ihre Kinder!

Im Vorwort habe ich Ihnen meine Kontaktdaten versprochen für den Fall, dass Sie meine Erfahrungswerte brauchen. Wenn Sie ein eigenes Projekt starten, Vorträge kreieren und halten möchten oder auch für den Fall, dass Sie abstinent leben wollen und ihre Bereitschaft zur Veränderung geweckt wurde, sollen Sie mich erreichen können:

Michael Helfmann
Sachberater für Kinder, Jugendliche und junge Erwachsene
Beisitzer im Landesvorstand der Hessischen Guttempler
Soberguide für die Guttempler
E-Mail: michael-helfmann@gmx.de
Homepages: Michael-Helfmann.de
Alkoholpraevention-hilft.de

Dieses Buch ist ein Teil des Selbsthilfeangebots für Kinder aus Alkoholikerfamilien. Bei jeder Art von Hilfsangebot ist Nachhaltigkeit unglaublich wichtig. Ich möchte beständig Ansprechpartner in Schulen sein und dort ein offenes Ohr und mein Wissen anbieten. Das ist meine bevorzugte Art zu helfen. Dafür habe ich Talent und die nötige Ausdauer. Ich möchte in den nächsten Schritten versuchen, erstens mehr Menschen zu motivieren, ihre Hilfe in einer auf sie zugeschnittenen Form anzubieten, und zweitens möchte ich selbst an einer Schule dauerhaft

Ansprechpartner und Vertrauensperson in Suchtfragen sein. Während ich mich mit dem Thema so intensiv auseinandergesetzt habe, ist mir einiges noch bewusster geworden: Jeder kann helfen und dieses Buch bietet eine Art Arbeitsgrundlage dafür. Aufbauend darauf können Sie Vorträge erstellen, eine Selbsthilfegruppe gründen oder das Thema in anderer Form an die Öffentlichkeit bringen, um es zu enttabuisieren.

Ich biete Ihnen hier einen sehr praxisnahen, nicht zu sachlichen und nicht zu emotionalen Wissensgrundstock an, den Sie nach Herzenslust nutzen, verschenken, verleihen, zitieren, kopieren, auseinandernehmen und wieder neu zusammensetzen dürfen. Nur für eines haben Sie mein Einverständnis nicht: Legen Sie das Thema nicht wieder in eine Kiste auf den Dachboden, wo es vergessen wird. Ich komme persönlich vorbei und sehe mich auf Ihrem Dachboden um, wenn es sein muss. Lassen Sie uns gemeinsam unsere vergessenen Kinder wieder in unsere Wohnzimmer holen, wenn möglich, jedes von ihnen!

Habt offene Augen und offene Ohren für die Kinder,
die lautlos weinen und ganz leise schreien!

Die Flaschenkinder Iserlohn

15. Rat und Hilfe – telefonisch und online

NACOA
Chat: Di. 18:00-19:00 Uhr
E-Mail: *info@nacoa.de*
Telefon 030 / 35 12 24 29: Di. 10:00–11:00 Uhr und 20:00–21:00 Uhr
Und seit Dezember 2022 gibt es die neue Website für Kinder aus suchtbelasteten Familien, ein Informations- und Beratungsangebot in altersgerechter Sprache: *traudir.nacoa.de*

Al-Anon Familie
Telefon 033878 / 90 74 40
Fax 033878 / 90 54 79
Montag und Donnerstag 15:00–17:00 Uhr
Dienstag 15:00–19:00 Uhr
Freitag 9:00–12:00 Uhr

Das bundesweite Nottelefon-Sucht der Guttempler in Deutschland
Ruf jetzt vertraulich und unverbindlich an unter der: 0180 / 365 24 07 (9 ct/min. aus dem deutschen Festnetz, max. 42 ct/min. aus dem Mobilfunk). Das Nottelefon-Sucht der Guttempler in Deutschland ist 365 Tage im Jahr, 24h am Tag, 7 Tage die Woche für dich da. Von Ehrenamtlichen der Sucht-Selbsthilfe für dich. Egal, ob du selbst ein Problem mit Suchtmitteln hast oder Angehörige/r einer suchtkranken Person bist, sie sind da.

Beratungs- und Therapiezentrum für Suchtgefährdete und Abhängige
Albert-Roßhaupter-Str. 19
81369 München
Tel.: 089 / 242080-0
Fax: 089 / 242080-11
E-Mail: *sucht@tal19.de*

Der Kreuzbund
Hier chattest Du mit uns:
montags, dienstags, mittwochs 19 bis 20 Uhr
donnerstags 11 bis 12 Uhr
donnerstags 19 bis 20 Uhr (Angehörige)
freitags 19 bis 20 Uhr
sonntags 14-tägig, 19 bis 20 Uhr
23. Mai, 6./20. Juni, 4./18. Juli, 1./15./29. August, 12./26. September
sonntags 16 bis 17 Uhr (Junger Kreuzbund für Junge und Jung-
gebliebene)
Die *Smily-Kids* gehören zum Kreuzbund

Flaschenkinder
flaschenkinder.de – anklicken, chatten und losschreiben

Soberguides
https://www.soberguides.de

Covid-19-Suchthilfeangebote
Tel. 01805 / 31 30 31

Nottelefon Sucht
Tel. 0180 / 365 24 07

Telefonseelsorge
Tel. 0800 / 1110 111
Tel. 0800 / 1110 222

Sucht- & Drogenhotline
Tel. 01805 / 313031
0,14 ct aus dem Festnetz

Deutsche Hauptstelle für Suchtfragen e.V.
Tel. 0800 / 0776611

Anonyme Alkoholiker
Tel. 08731 / 3257312
Oder per E-Mail an unser Erste-Hilfe-Team:
erste-hilfekontakt@anonymealkoholiker.de

dry24h.de
Ingo: 01 73 / 256 246 7
Klemens: 0179 / 796 609 9
E-Mail: *info@dry24h.de*

Kinder- und Jugend-Kummertelefon
Tel. 116 111 oder 0800 / 111 0 333

Hilfeportal sexualisierter Missbrauch
Tel. 0800 / 22 55 530

Hilfetelefon Rituelle Gewalt
Tel. 0800 / 30 50 750

Kindernotdienst
0 bis 13 Jahren: Tel. 030 / 610061

Jugendnottelefon
14 bis 18 Jahre: Tel. 030 / 610062

AlateenGruppen von Al-Anon
Tel. 033878 / 90 74 40
Fax 033878 / 90 54 79
Montag und Donnerstag 15:00–17:00 Uhr
Dienstag 15:00–19:00 Uhr
Freitag 9:00–12:00 Uhr

Das zielgruppenspezifische Online-Projekt Kidkit
kidkit.de

Das kostenfreie Nottelefon für Kinder suchtkranker Eltern des
SUCHT und WENDEPUNKT e.V. aus Hamburg
Tel. 0800 / 280 2801
suchtundwendepunkt.de

Clarimedis-Team
Verantwortungsvoll und kompetent beraten Dich Fachärzte tele-
fonisch oder per E-Mail zu möglichen Therapien und nennen dir
Kontaktdaten von Selbsthilfegruppen – und das rund um die Uhr,
24 Stunden am Tag, 365 Tage im Jahr.
Dieser Service ist für AOK-Versicherte kostenfrei.
Tel. 0800 / 1 265 265

Weißer Ring
Tel. 116 006

Menschenkinder – Förderverein für Kinder suchtkranker
und psychisch kranker Eltern Reutlingen
E-Mail: *hallo@wir-menschenkinder.de*
www.wir-menschen.de
Tel. 0178 / 1861233

Hier finden sich Selbsthilfegruppen aller Art:
Nationale Kontakt- und Informationsstelle (NAKOS):
https://www.nakos.de/
vfa. Patientenportal: https://www.vfa-patientenportal.de/

Empfehlenswerte Internetseiten gibt es von:

– Niedersächsische Landesstelle für Suchtfragen
– Bundeszentrale für gesundheitliche Aufklärung
– Hilfe bei Problemeltern
– Deutsches Zentrum für Suchtfragen des Kindes- und Jugendalters
– Sucht- und Wendepunkt e.v. Hamburg
– NACOA Deutschland e.V.
– Deutscher Kinderschutzbund
– Deutsche Hauptstelle für Suchtfragen e.V.
– Stiftung Deutsche Kindersuchthilfe
– Keine Macht den Drogen
– Deutsches Institut für Sucht- und Präventionsforschung
– Familien stärken
– Papa trinkt / Mama trinkt – Sucht Schweiz
– co-abhaengig.de von Jens Flassbeck
– blu:prevent vom blauen Kreuz
– sodaklub.com / Podcast für Unabhängigkeit und Leben ohne Alkohol